ORTHOKERATOLOGY
A COLLECTION OF CASES

角膜塑形镜
验配经典案例解析

陈　志 | 编著

人民卫生出版社
·北京·

图书在版编目（CIP）数据

角膜塑形镜验配经典案例解析 / 陈志编著. —北京：
人民卫生出版社，2021.7（2024.7 重印）
ISBN 978-7-117-31804-4

Ⅰ. ①角… Ⅱ. ①陈… Ⅲ. ①角膜接触镜－眼镜检法
－案例 Ⅳ. ①R778.3

中国版本图书馆 CIP 数据核字（2021）第 134161 号

人卫智网	www.ipmph.com	医学教育、学术、考试、健康，购书智慧智能综合服务平台
人卫官网	www.pmph.com	人卫官方资讯发布平台

角膜塑形镜验配经典案例解析

Jiaomosuxingjing Yanpei Jingdian Anli Jiexi

编　　著：陈　志
出版发行：人民卫生出版社（中继线 010-59780011）
地　　址：北京市朝阳区潘家园南里 19 号
邮　　编：100021
E - mail：pmph @ pmph.com
购书热线：010-59787592　010-59787584　010-65264830
印　　刷：北京华联印刷有限公司
经　　销：新华书店
开　　本：889×1194　1/32　印张：3.5
字　　数：94 千字
版　　次：2021 年 7 月第 1 版
印　　次：2024 年 7 月第 6 次印刷
标准书号：ISBN 978-7-117-31804-4
定　　价：46.00 元

打击盗版举报电话：010-59787491　E-mail：WQ @ pmph.com
质量问题联系电话：010-59787234　E-mail：zhiliang @ pmph.com

作者简介

陈志，现任复旦大学附属眼耳鼻喉科医院接触镜中心副主任。2007 年毕业于温州医科大学眼视光学院，2010 年获复旦大学眼科学硕士学位，2013 年获复旦大学眼科学博士学位，主攻青少年近视和角膜接触镜。2012—2013 年以访问学者身份分别于美国加州大学伯克利分校临床研究中心和 Wildsoet 近视眼实验室从事研究工作。回国至今就职于复 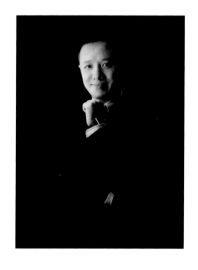 旦大学附属眼耳鼻喉科医院，主要从事青少年近视防控和特殊角膜接触镜验配工作。2018 年成为国际角膜塑形镜与近视控制学会资深会员（FIAOMC），入选第二期中国眼视光英才计划"明日之星"。主持国家自然科学基金等科研项目，主编与参编多部专著，在国内外专业期刊发表论文三十余篇。近两年受邀在美国、荷兰、澳大利亚、意大利、日本、马来西亚、新加坡等国际会议上发言共 10 余次。

序 1

It is with great pleasure that Dr Zhi (Peter) Chen has compiled these series of orthokeratology cases to serve as guide and reference. He has provided clinical data and detailed case management of different orthokeratology lenses along with background information and discussion.

These case reports demonstrate the importance of safe and effective practice of orthokeratology. Strict professional standard of care is required to ensure orthokeratology to remain a healthy and effective method of myopia control.

As president of the Hong Kong Academy of OrthoKeratology (HKAOK), we fully support and advocate continuing education on orthokeratology and myopia control. We encourage all eyecare practitioners to fully utilize technology like topographic measurements to assist in fitting and re-fitting for an optimal centration and alignment.

In 2019, HKAOK and the British Contact Lens Association (BCLA) commenced the BCLA-HKAOK continuing education course in orthokeratology in China to promote and strive for excellence in quality eyecare. The certificate course engages, promotes, reviews and encourages eyecare practitioners to practice at their highest level of care. Dr Chen was one of the first graduates and these cases reports were first used for his certification.

We encourage all eyecare practitioners to read this compilation to acquire a better understanding of orthokeratology while ensuring quality eyecare, including healthy eyes, good vision, and myopia control.

Happy reading and learning!

Dr Helen Eng, OD, FAAO
President of HKAOK/HKCCLS
May 5th, 2021

序 2

陈志博士总给人带来惊喜！他坚持学习新知识、新技术，把每一次角膜塑形镜验配都作为潜心精进的每一步，作为临床科研的每一例，作为"火种分享"的每一课。CRT 镜片引进中国的时间并不长，陈志博士就积累了有价值的病例并把经验进行分享，可喜可贺。

近视防控已成为全民关注的焦点，作为光学干预的手段之一，角膜塑形镜技术更是在这些年来蓬勃发展。CRT 镜片以其独特的光学设计和验配理念，在这些年来越来越受到欢迎，其安全性、有效性、稳定性获得较好的循证依据。如何引进、学习、消化、创新并服务于更多近视青少年，如何实实在在地帮助到更多眼视光同行，是所有角膜塑形镜新技术研发者与临床验配医生共同面临的课题，这条路还很长，需要不断努力。

这本书的创作与其说是一个写作过程，不如说更是一个实践过程，陈志博士从最初接触 CRT 镜片，到悟道精通、思辨成长，在角膜塑形镜领域细细耕耘前行。从实践中来到实践中去，相信这本书可让初学者能一气呵成，迅速掌握 CRT 镜片的验配精髓，更好地为众多患者提供优质的诊疗服务，相信所有从事近视防控和角膜塑形镜专业的同道也将从这本书中获益。

志不求易，事不避难。期待陈志博士与广大眼视光工作者在角膜塑形镜广阔的领域里倾注更多热情与智慧，为我国近视防治事业贡献更多的力量，还儿童和青少年一个光明的未来。

周行涛

主任医师、教授、博士生导师

复旦大学附属眼耳鼻喉科医院院长

2021 年 6 月 6 日

序 3

每当一个全新的医疗技术引入国内，都会经历尝试、熟悉、掌握、精通等多个阶段。在这个过程中，最先尝试这些新技术的医学专家特别难能可贵，因为他们可能会面对很多未知的挑战。陈志博士就是一位首先尝试新型技术并且不断坚持的视光先锋。我也非常荣幸受邀为本书写序，为中国广大的眼视光医生推荐新的医疗手段。

陈志博士是国内较早开始从事角膜塑形镜临床和科研的眼科专家。自从 CRT 镜片于 2017 年被引进中国以来，陈志博士及众多国内眼科专家在如何安全、有效地使用该镜片方面积攒了宝贵的验配经验。但由于 CRT 镜片有着独特的光学设计和验配理念，所以这并不是一个简单的过程。这本书就呈现了陈志博士从最初接触 CRT 镜片，到慢慢熟悉，再到精通的不断成长历程。不同于以往的理论书籍，陈志博士更加乐于从实际案例出发，让刚刚接触 CRT 的读者身临其境般地感受到 CRT 镜片验配的整个环节；他把可能需要数年时间积累的经验总结成非常有代表性的十个病例，从而让读者可以非常快速地学习到 CRT 镜片验配的核心思想。同时，对于一些有验配经验的读者来说，也可以从这本书的案例中得到一些启发和收获。

最后，我希望大家看到的不仅仅是一本专业书籍，更多地是从这本书中感受到陈志博士的专注与热情，以及他乐于分享的态度。我期望有越来越多的眼视光专业人士也能积极参与到学术知识的分享中来。

杨 强

复旦大学眼科学博士

哈佛大学医学院 Schepens 眼科研究所博士后

2021 年 5 月

前言

我开始独立验配角膜塑形镜是在 2014 年，在接触 CRT 角膜塑形镜之前已经积攒了不少 VST 角膜塑形镜的验配经验。当 2017 年 CRT 角膜塑形镜在国内由中国食品药品监督管理局批准上市后，我成为第一批验配者之一。我很快发现，验配 CRT 镜片和验配 VST 镜片是完全不同的体验，其一是因为 VST 镜片荧光形态解读的经验不能照搬到 CRT，其二是因为 CRT 镜片处方中的双矢高设计比例高于其他镜片。但在验配早期的摸索过程中，由于未充分认识到镜片直径、环曲量以及边翘对 CRT 镜片验配的重要性，导致出现较多的视力不佳、镜片偏位等配适问题。后来在美国加州大学伯克利分校刘悦教授（她也是我在美国读联合培养博士时的导师组成员）的指引下，逐一对这些案例进行了调整，收到了满意的效果，这些案例也成了本书案例的重要来源。

可以说，CRT 镜片高度的加工可重复性以及高度精准的矢高控制，给了我很好的学习以矢高为基准的角膜塑形镜验配理念的机会，也刷新了我对角膜塑形术的认识。所谓"他山之石可以攻玉"，熟悉 CRT 镜片的验配后，反过来将矢高的理念应用于 VST 镜片的验配，其融会贯通的感觉，可比打通"任督二脉"。

我在角膜塑形镜相关的论坛或研讨会上经常讲解角膜地形图的使用，因此经常有人会问我，有没有全面解读塑形镜相关角膜地形图使用的书籍。我告诉他们没有，即使有，也会味如嚼蜡。只有把角膜地形图的知识融合到每个案例当中，才能让地形图成为可解读的地形图，让案例成为生动有趣的案例。本书的内容安排由浅入深，从第一次验配到更换镜片，从第一次即成功的案例到调整后成功的案例，每一个案例都有机融合了镜片荧光配适与角膜地形图，适合各个验配水平的读者阅读，希望读者在案例中学习角膜地形图的解读，学习角膜塑形镜的验配理念。当然，呈现案例本身不是本书写作的目的，每个案例的精髓在于文后的讨论，此处整合了我对角膜塑形术的理解及相关参考文献中的知识。我想把我打通"任督二脉"后的酣畅淋漓分享给大家，这才是本书写作的目的。

最后，我得说一声抱歉——这不是一本包罗万象的书。有关角膜塑形镜的优秀作品很多，而本书作为案例集，我希望它能成为验配师带在身边、随时翻看、仔细品味的伙伴。本案例集的案例虽不多，但皆由我精心准备而成。感谢刘悦、方意昀、张栋、陈伟婷、郑腾的帮助，让本书从设想变为现实。此时分享于众，诚惶诚恐，如有疏漏，请批评指正。

陈　志

2021 年 5 月

目录

第一章　CRT角膜塑形镜简介与验配原则 ························· 1

　一、CRT角膜塑形镜简介 ························· 1

　二、CRT角膜塑形镜的基本结构 ························· 1

　三、CRT双矢高角膜塑形镜 ························· 3

　四、CRT与VST角膜塑形镜的对比 ························· 3

　五、CRT角膜塑形镜的激光标记与参数识别 ························· 4

　六、CRT角膜塑形镜试戴片参数选择 ························· 6

　七、CRT角膜塑形镜/CRT双矢高角膜塑形镜验配
　　　基本思路 ························· 7

　八、CRT角膜塑形镜矢高调整的整体原则 ························· 9

　九、CRT角膜塑形镜规范验配流程 ························· 10

第二章　CRT角膜塑形镜验配经典案例解析 ························· 13

　案例一　荧光配适的误判 ························· 13

　案例二　大直径CRT角膜塑形镜验配 ························· 22

　案例三　CRT双矢高角膜塑形镜的验配时机 ························· 28

　案例四　CRT双矢高角膜塑形镜精确调控矢高 ························· 39

　案例五　CRT双矢高角膜塑形镜改善中心定位 ························· 45

案例六　矢高主宰成败 ······························51

案例七　塑形力不足还是过强? ···················59

案例八　真假中央岛 ································68

案例九　缘何塑形力不足? ·······················76

案例十　CRT 角膜塑形镜到期换片的特点 ··········88

缩略语中英文释义 ···································98

第一章

CRT 角膜塑形镜简介与验配原则

一、CRT 角膜塑形镜简介

CRT® 角膜塑形镜（本书中简称 CRT 或 CRT 镜片，corneal refractive therapy）是美国食品与药品监督管理局（FDA）在 2002 年首家批准使用的夜戴型角膜塑形镜。2016 年获得中国食品与药品监督管理局（CFDA）的批准上市，注册证范围为矫正 −4.00D 或以内的近视、−1.50D 或以内的散光。2020 年，CRT 镜片获得 CE 认证用于近视控制。

二、CRT 角膜塑形镜的基本结构

图 1-0-1 为 CRT 镜片的基本结构示意图。CRT 镜片分为三个区域，从中央到周边分别为基弧区（base curve，BC）、反转区（return zone，RZ）、着陆区（landing zone，LZ）。

基弧区是球面设计，基弧区具有屈光作用的区域称为后光学区（back optic zone），CRT 镜片的后光学区直径（back optic zone diameter，BOZD）为 6mm。后光学区曲率半径（back optic zone radius，BOZR）决定镜片的降幅，以 0.1mm 为单位进行调整。BOZR 每增加 0.1mm（更平坦），降幅相应增加 0.50D，矢高约降低 7μm。

　　反转区是 S 形曲线设计，宽度为 1mm，反转区深度（return zone depth，RZD）与降幅（屈光度）关系最密切。CRT 镜片主要通过 RZD 的改变调整镜片矢高，以 25μm 为单位进行调整。

　　着陆区（也称定位区）是切线设计，宽度为 1.25mm（对于标准 10.5mm 直径的镜片而言），是 CRT 镜片接触角膜并承重的部位。着陆角（landing zone angle，LZA）决定镜片边翘的同时，也对矢高有影响，每 1° LZA 改变约对应 15μm 的矢高变化。其他条件不变的情况下，LZA 越大，镜片边翘越窄，矢高越高。

　　CRT 镜片的标准镜片直径（total diameter，TD）为 10.5mm，需根据角膜直径以 0.5mm 为单位进行调整。镜片总矢高（图 1-0-2 黄色虚线）和有效矢高（图 1-0-2 绿色虚线）的含义如下所示，本书中的矢高通常指有效矢高。

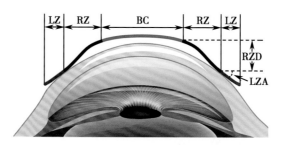

图 1-0-1　CRT 镜片的基本结构示意图
LZ：着陆区；RZ：反转区；BC：基弧区；RZD：反转区深度；LZA：着陆角。

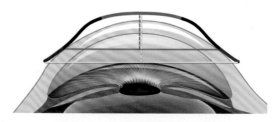

图 1-0-2　角膜塑形镜矢高示意图
从镜片边缘连线（黄色实线）到达镜片内表面顶点的距离（黄色虚线）为镜片总矢高；镜片在角膜上有效着陆点的连线（绿色实线），到达镜片内表面顶点的最短距离（绿色虚线）为镜片有效矢高。

　　CRT 球面镜片参数的标准表达方法为：BOZR-RZD-LZA-TD，如 90-525-32-10.5，代表 BOZR 为 9.0mm，RZD 为 525μm，LZA 为 32°，直径为 10.5mm。

三、CRT 双矢高角膜塑形镜

　　图 1-0-3 为 CRT 双矢高镜片的示意图，蓝色箭头表示在角膜的两条主子午线上镜片的矢高不同，存在矢高差（环曲量）。CRT 双矢高镜片的环曲量主要通过两条主子午线上 RZD 的差值来实现。比如平坦子午线上的 RZD 为 525μm，陡峭子午线上的 RZD 为 600μm，那么镜片的环曲量即为 75μm。角膜存在对称边 - 边散光、8mm 弦长角膜高度差在 30μm 以上时需考虑使用 CRT 双矢高镜片。

　　CRT 双矢高镜片参数的标准表达方法为：BOZR-RZD1/RZD2-LZA1/LZA2-TD，如 90-525/575-32/33-10.5，代表 BOZR 为 9.0mm，平坦子午线 RZD 为 525μm，陡峭子午线 RZD 为 575μm，平坦子午线 LZA 为 32°，陡峭子午线 LZA 为 33°，直径为 10.5mm。

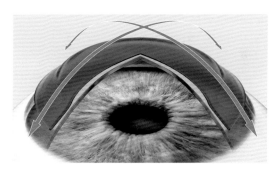

图 1-0-3　CRT 双矢高镜片示意图

四、CRT 与 VST 角膜塑形镜的对比

　　除 CRT 之外，目前国内已经上市的其他角膜塑形镜均是基于同一个专利，即 VST（vision shaping treatment）设计。两者的主要特征对比如下（表 1-0-1）。CRT 镜片的最主要特征是基弧

区、反转区、着陆区三区相对独立，一般情况下用 RZD 的单独变化来控制镜片矢高，而 VST 镜片多数情况下是通过增加或减少定位弧（alignment curve，AC）的曲率半径来整体改变镜片矢高，其中前者更容易精确量化。

表 1-0-1　CRT 镜片与 VST 镜片的主要特征对比

特征	CRT 镜片	VST 镜片 *
镜片总体设计	3 区设计	4～5 弧设计
镜片周边设计	切线设计	多弧段设计
矢高控制	反转区深度、着陆角	多弧段曲率半径
试戴片	136/80/40/36 片 / 组	20～40 片 / 组
材料	HDS100	其他 RGP 材料
厚度 /mm	0.16	>0.22
表面设计	前后表面和谐设计	非和谐设计
验配法	参数卡或 APP 结合试戴	经验法试戴
激光标识	镜片参数	序列号

HDS100：HDS100 paflufocon D 材料；

RGP：rigid gas-permeable，硬性透气性；

* 目前已在国内上市的 VST 设计镜片。

五、CRT 角膜塑形镜的激光标记与参数识别

CRT 镜片的激光标记位于镜片后表面的反转区，BOZR 在镜片上的激光标记为其前 2 位数字（比如 79 代表 7.90mm）；RZD 在镜片上的激光标记为中间 2 位数字，是对第 3 位数字四舍五入后的缩写（比如 53 代表 525μm）；LZA 在镜片上的激光标记为后 2 位数字（比如 33 代表 33°）（图 1-0-4）。镜片直径不在激光标记中体现，但在包装标识中体现。

CRT 双矢高镜片除外 CRT 镜片的 6 位激光标记，还有 4 位激光标记位于镜片上相隔 90°的位置（图 1-0-5），前 2 位数字代表该双矢高镜片在矢高更高子午线上的 RZD，后 2 位数字代表该双矢高镜片在矢高更高子午线上的 LZA。

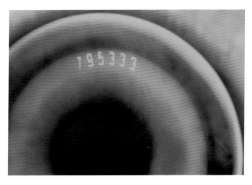

图 1-0-4 CRT 镜片的激光标记

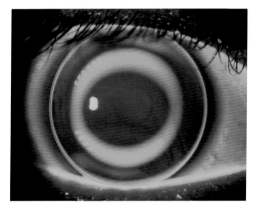

图 1-0-5 CRT 双矢高镜片的激光标记

　　CRT 镜片包装标识包括 BC、RZD、LZA、镜片光度、镜片直径、镜片厚度、颜色等参数（图 1-0-6）。

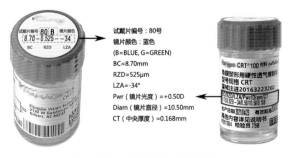

图 1-0-6 CRT 镜片包装标识

六、CRT 角膜塑形镜试戴片参数选择

根据电脑验光曲率计获得的角膜平坦 K 值（如图 1-0-7 中的 40.00），结合近视度数（如图 1-0-7 中的 −2.25），拉卡尺获得推荐参数（如图 1-0-7 中的 90-500-32）。使用"CRT® 参数选择"APP（以下简称 APP）也可以获得同样的推荐参数（图 1-0-8）。

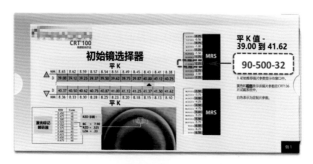

图 1-0-7　用卡尺选择 CRT 镜片参数示意图

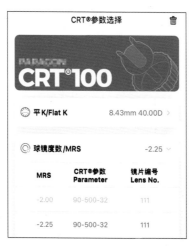

图 1-0-8　"CRT® 参数选择"APP 推荐 CRT 镜片参数示意图

如果角膜地形图 8mm 弦长的角膜高度差超过 30μm，可以选择 APP- 自定义，在文本框内输入 8mm 弦长高度差（比如 35，代表 35μm），APP 会推荐双矢高镜片的参数（如图 1-0-9 中的 90-500/550-32）。

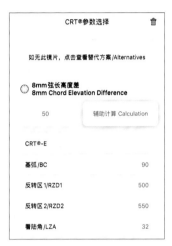

图 1-0-9 "CRT® 参数选择" APP 推荐 CRT 双矢高镜片示意图

如果卡尺或 APP 推荐的试戴片未在试戴片组中找到，可以选择的试戴片 BOZR 应在推荐参数的 ±0.2 之内（如图 1-0-7 中推荐镜片的 BOZR 为 9.0，则可选择的范围为 8.8～9.2）。RZD 为 CRT 镜片最核心参数，不能改变卡尺或 APP 推荐的 RZD 进行试戴，否则试戴结果的参考意义有限。可以选择卡尺或 APP 推荐的 LZA 或 LZA-1 进行试戴（如图 1-0-7 中推荐镜片的 LZA 为 32°，则可选择的范围为 31°～32°）。

七、CRT 角膜塑形镜 /CRT 双矢高角膜塑形镜验配基本思路

虽然 CRT 镜片参数卡尺或 APP 提供了基础试戴片参数，但验配 CRT/CRT 双矢高镜片的思路是按照直径 - 环曲量 - 边翘的逻辑顺序进行的。

1. 镜片直径大小 有两种方法选择镜片直径：①当水平可见虹膜直径（horizontal visible iris diameter，HVID）≤11.7mm 时，首选镜片直径为 10.5mm；当 HVID≥11.8mm 时，首选镜片直径为 11.0mm；②最理想的镜片直径 =HVID-1.0，或者 =WTW-1.5，选择和结果最接近的值作为镜片直径（如 HVID=11.6mm，最理想镜片直径 =11.6-1.0=10.6mm，则选择 10.5mm 作为 CRT 镜片的直径）。HVID 与白到白（white to white，WTW）的测量方法如下所示（图 1-0-10、图 1-0-11）。

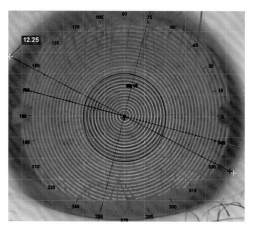

图 1-0-10 HVID 的测量

在地形图上测量水平方向（鼻侧到颞侧）角膜缘之间的距离，以 mm 为单位，由于某些角膜地形图仪无法测量到水平角膜缘，从 30°～45°测量可见虹膜直径不失为一种可行的代替方案，因为角膜的形态经常是椭圆形的，测量斜轴方向的可见虹膜直径可以兼顾水平与垂直方向的角膜直径，根据这个测量值算出的镜片直径也可以兼顾水平与垂直方向的配适。

2. 是否环曲设计 8mm 弦长角膜高度差超过 30μm 时，就要开始考虑使用 CRT 双矢高镜片，角膜高度差与首选 CRT 双矢高镜片环曲量的对应关系如下（表 1-0-2）。

3. 是否调整 LZA LZA 是影响镜片边翘最重要的参数，当角膜 e 值较大时可能需要减少 1°LZA，具体请根据边翘的情况进行调整。

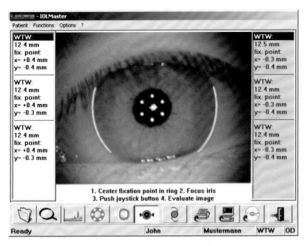

图 1-0-11 WTW 的测量

用 IOL Master 或其他眼生物测量仪获得角膜缘到角膜缘的距离,以 mm 为单位,角膜缘是从颜色较深的虹膜向颜色较浅的巩膜过渡的一条灰色带,HVID 测量的是靠近虹膜一端的角膜缘距离,而 WTW 测量的是靠近巩膜一端的角膜缘距离,因此对同一个个体而言,WTW 通常比 HVID 大0.4~0.5mm,在进行镜片直径计算时不可混淆两者。

表 1-0-2 8mm 弦长角膜高度差与首选 CRT 双矢高镜片
环曲量对应关系(单位:μm)

8mm 弦长角膜高度差	首选 CRT 双矢高镜片环曲量
30~50	50
50~75	75
75~100	100

4. 不要仅凭镜片荧光形态判断镜片配适,一定要结合角膜地形图。

八、CRT 角膜塑形镜矢高调整的整体原则

1. 当试戴发现镜片矢高不足时,调整的思路为直径 - 环曲量 - 边翘。如果由镜片直径不足引起,应同时增加镜片直径和LZA,增加镜片矢高的同时可以保持合理边翘。如果由于角膜

存在边 - 边散光却未使用双矢高镜片或使用的环曲量不足，则增加环曲量以增加镜片矢高。

2. 当试戴发现镜片矢高过高时（通常伴边翘窄），调整的思路为 LZA- 环曲量 -RZD。CRT 镜片直径过大的可能性比较小，镜片矢高过高和角膜高 e 值密切相关。当矢高过高合并边翘狭窄时，应首先考虑减小 LZA。当给予明显过高的环曲量时（如 8mm 弦长角膜高度差为 30μm，却给予 75μm 环曲量），镜片矢高也会过高。卡尺或 APP 推荐的 RZD 一般正好符合实际需要或者偏低 25μm（少数情况下），所以按照卡尺推荐的 RZD 进行试戴很少出现镜片矢高过高。

九、CRT 角膜塑形镜规范验配流程

2021 年中华医学会眼科学分会眼视光学组在《中华眼视光学与视觉科学杂志》上发表了《角膜塑形镜验配流程专家共识》，共识将角膜塑形镜验配流程作为关键重点，结合临床实践经验、科学研究发现及行业科技的提升，为角膜塑形镜验配工作提供了指导性建议。具体流程如下：

1. 初次配前检查流程（图 1-0-12）。

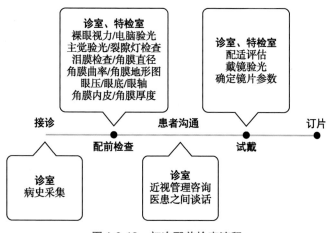

图 1-0-12　初次配前检查流程

2. 取镜日检查流程（图 1-0-13）。

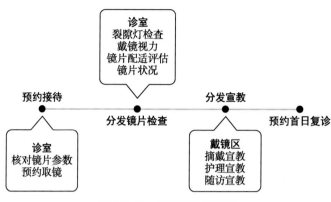

图 1-0-13　取镜日检查流程

3. 戴镜首日复查流程（图 1-0-14）。

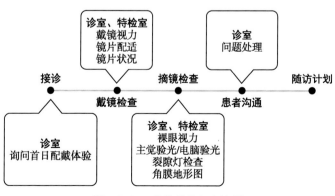

图 1-0-14　戴镜首日复查流程

4. 配后复查流程（带 * 的项目为可选项目）（图 1-0-15）。

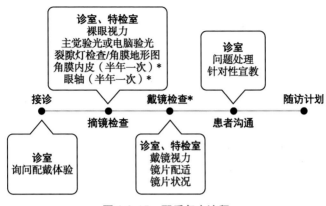

图 1-0-15　配后复查流程

第二章

CRT 角膜塑形镜验配经典案例解析

案例一 荧光配适的误判

【摘要】

一位 30 岁的皮肤科医生要求配角膜塑形镜（orthokeratology，OK 镜），根据职业需要和眼部参数选择了 CRT 镜片。在验配过程中，由于验配者对 CRT 镜片经验不足，对 CRT 镜片配戴时的泪液荧光评估产生误判，导致镜片矢高不足，角膜地形图出现"笑脸征"。增加镜片矢高重新试戴后，地形图显示居中的"靶眼征"，塑形效果理想。这个案例提示我们：①泪液荧光形态在角膜塑形镜配适评估中提供参考意义，但最终判断参数需要结合角膜地形图；②镜下泪液荧光形态因镜片设计不同而相差甚远，验配者要掌握常用镜片的正常荧光形态，以免出现误判；③泪液荧光形态和使用荧光素的量、方式、观察时间密切相关。

【案例汇报】

泪液荧光形态评估在硬性角膜接触镜验配中，尤其在 OK 镜的试戴片验配法中扮演重要角色 [1]，可以第一时间排除明显的错误配适，判断镜片矢高及是否需要环曲设计等。但泪液荧光形态和镜下泪液厚度有关，而后者又与镜片设计有关（例如反转弧的曲率和宽度），导致不同镜片设计（比如 VST 和 CRT）相关的泪液荧光形态有很大差别，验配者容易误判[2]。本案例是验配者在有大量 VST 镜片验配经验，却没有 CRT 镜片验配经验的情况下做的一次验配。

　　患者女性，30 岁，皮肤科医生，因工作需要白天清晰的视力而来验配 OK 镜。该患者近视度数稳定，没有活动性眼部疾病史、手术史和外伤史，没有全身疾病史。下方为她的基础眼球参数（表 2-1-1）与原始轴向地形图（图 2-1-1）。

表 2-1-1　双眼参数及 CRT 镜片卡尺提示参数

眼别	右眼	左眼
屈光度	−3.25DS=1.0	−2.75DS=1.0
HVID	11.6mm	11.6mm
e 值	0.57/0.47	0.48/0.51
FK/SK	43.25D/44.00D	43.00D/43.75D
CRT 镜片卡尺提示参数	86-550-33	86-525-33

　　HVID：水平可见虹膜直径；FK/SK：角膜平坦曲率 / 角膜陡峭曲率。

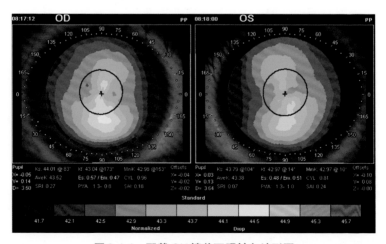

图 2-1-1　配戴 OK 镜前双眼轴向地形图

【验配过程】

1. 角膜地形图解读　双眼角膜屈光力分布均匀，散光总体对称且宽度不宽，双眼的中心角膜散光分别为 0.96D 和 0.81D。

2. 验配思路　患者为成年女性，职业为皮肤科医生，用眼习惯以近距离视物为主，且近视度数不高，是配戴角膜塑形镜的理想人选。

3. 选片思路

（1）镜片直径：HVID≤11.7mm，首选的 CRT 镜片直径为10.5mm；

（2）是否环曲设计：8mm 弦长角膜高度差不超过 30μm，首选球面设计；

（3）是否调整 LZA：e 值小于 0.65，首选参数尺默认的LZA。

4. 试戴一

OD：86-550-33（图 2-1-2A）；

OS：85-525-33（图 2-1-2B）。

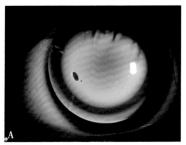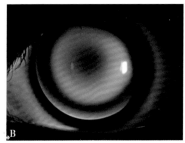

图 2-1-2　双眼第一次试戴，荧光素滴入后 10s 观察

可见右眼基弧区荧光充盈，定位区封闭良好，在镜片上偏时下方边翘偏高（A）；左眼基弧区无荧光区域较小，反转区较宽，定位区封闭良好，边翘合适（B）。

5. 试戴结果解读　左眼荧光形态比较理想，右眼基弧区荧光充盈，考虑中央矢高太高，减少 25μm RZD 继续试戴。图 2-1-3是试戴 1h 后的切向差异图（OD 86-525-33，OS 85-525-33）。

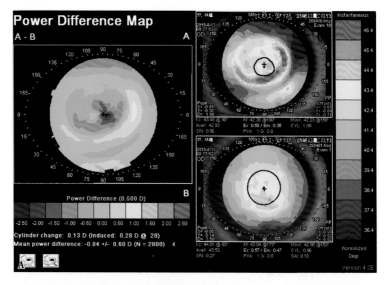

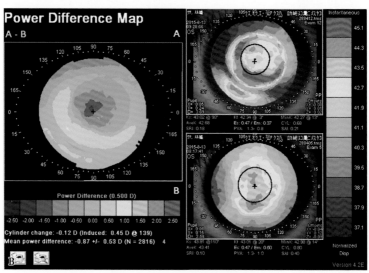

图 2-1-3　试戴 1h 切向差异图

可见右眼反转区未封闭，镜片呈颞上偏心（"笑脸征"），光学区内塑形力不均匀，提示镜片矢高太低（A）；左眼反转区封闭，镜片呈颞上偏心，光学区内塑形力尚均匀，镜片矢高偏低但可以接受（B）。

6. 试戴二　考虑右眼重新增加25μm矢高试戴,左眼试戴片参数不变,但荧光染色时使用更少的荧光素,并等待1min观察。

OD: 86-550-33(图2-1-4A);

OS: 85-525-33(图2-1-4B)。

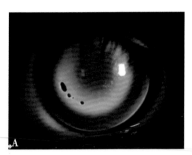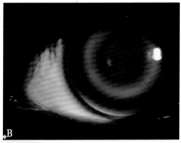

图2-1-4　双眼第二次试戴,参数与第一次相同,但使用更少的荧光素,并等待1min观察,此时双眼各弧段荧光形态理想,之前基弧区的荧光充盈消失。

7. 过夜试戴　给予患者OD 86-550-33, OS 85-525-33,过夜试戴,双眼均呈理想的"靶眼征"(bull's eye),提示镜片配适理想(图2-1-5)。光学区平均塑形力约 −1.00D,视轴区最高塑形力达到−1.50D(50%降幅),符合首次过夜试戴后的评价标准。

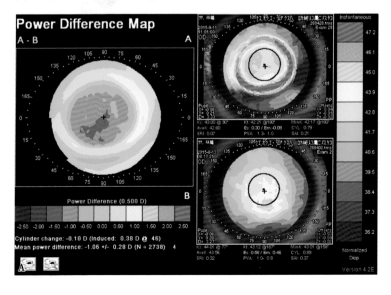

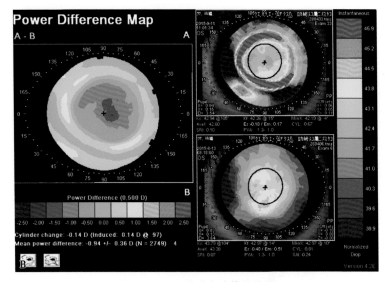

图 2-1-5　双眼过夜试戴差异图

可见双眼反转区封闭，镜片呈中心定位，光学区内塑形力均匀，呈现理想的"靶眼征"（A、B）。

【讨论】

1. 角膜塑形镜的荧光染色形态观察受很多因素影响，包括荧光素滴入的方式、使用荧光素的量、观察前等待的时间、是否使用黄色滤光片等。本案例第一次试戴过程中由于使用了过多的荧光素并等待 10s 即行观察，得出右眼镜片矢高偏高的印象；降低镜片矢高后地形图呈"笑脸征"，证实之前为误判。重新试戴原参数镜片，使用更少的荧光素并等待 1min 观察（等多余的荧光素褪去），发现镜片矢高理想，过夜试戴的地形图也提示配适合理。理想的荧光素使用方法为：用一滴生理盐水打湿荧光素条，在镜片上方的球结膜上用荧光素条轻触，使用最少量的荧光素（图 2-1-6A），或者少量荧光素（图 2-1-6B），避免使用大量（图 2-1-6C）或过量（图 2-1-6D）荧光素。观察 1min 内荧光素的动态变化，并同时使用黄色滤光片（图 2-1-7）。

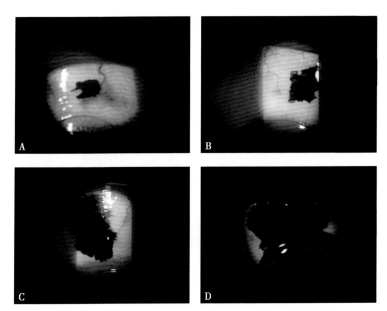

图2-1-6　使用荧光素时，应该用生理盐水打湿荧光素条
在上方的球结膜轻触，使用最少量的荧光素（A），或少量荧光素（B），避免大量（C）或过量（D）荧光素使用，这样会使镜片前表面布满荧光素，过高的荧光密度也会影响泪液厚度的判断。

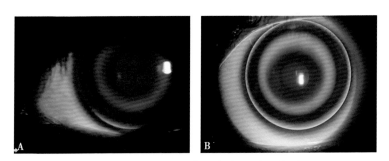

图2-1-7　使用黄色滤光片前（A）与后（B）
把钴蓝光滤过后荧光素与背景的对比度更高，判断弧段的宽度和估算镜下泪液厚度更加准确。

2. CRT镜片与大多数VST镜片的荧光形态之所以有很大不同，是因为两者镜片后表面的几何结构不同，从而镜下泪液厚度分布也不尽相同。比如：CRT 的反转区宽度为 1.0mm，而大多数在国内上市的 VST 镜片反转区宽度为 0.5～0.6mm，再加上 CRT 镜片的反转区呈"S"形平滑设计，使其反转区荧光看起来更加宽、边缘更加"毛糙"，定位区宽度较 VST 镜片明显更窄（图 2-1-8）。

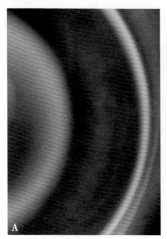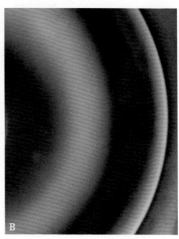

图 2-1-8 VST 镜片（A）和 CRT 镜片（B）的荧光形态差异
VST 镜片反转区窄而定位区宽，CRT 镜片反转区宽而定位区窄。

3. 一片矢高偏低的镜片和一片矢高理想的镜片在荧光配适评估时不一定能轻易看出区别，但仔细观察动态和静态配适时会发现矢高偏低的镜片中央区是清亮的深蓝或黑色，基弧区与反转区的交界处非常锐利（图 2-1-9A），提示镜片接触角膜顶点并使其成为镜片的承重点，在睡眠过程中会由于上眼睑的作用使镜片发生上偏，从而产生地形图的"笑脸征"。矢高理想的镜片中央区应有 5～10μm 的镜下泪液厚度，这时荧光虽然仍不可见（泪液厚度大于 20μm 时荧光才可清晰辨认），但光学区的反光比较黯淡，基弧区与反转区的交界比较模糊（图 2-1-9B），在睡眠过程中镜片在角膜上的着陆点为 360° 定位区，由于角膜受力面积大并且均匀，镜片下的负压形成良好，镜片不会因为上眼睑的拉力发生上偏，地形图呈现理想的"靶眼征"。

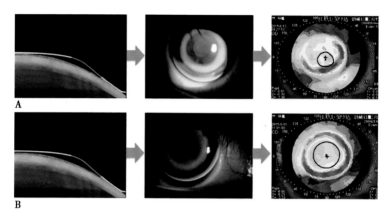

图 2-1-9　镜片基弧区接触角膜顶点,中央无荧光区反光清亮,基弧区与反转区交界锐利,切向图呈"笑脸征",提示镜片矢高太低(A);角膜顶点的镜下泪液厚度为 5 ~ 10μm,中央无荧光区反光黯淡,基弧区与反转区交界模糊,切向图呈"靶眼征",提示镜片矢高理想(B)。

4. CRT 镜片主要由 RZD 精确控制矢高,参数尺上的 RZD 与 BOZR 联动,共同组成理想的镜片矢高。不能简单地将 VST 镜片验配的经验"照搬"到 CRT 镜片,尤其是荧光配适评估,会有明显差异;也不要轻易改动参数尺所提示的 RZD,尤其将 RZD 往降低的方向调整时要特别谨慎,因为 RZD 与 BOZR 的联动关系是根据大样本角膜生物学参数制定的,除非角膜形态非常特殊(比如特别高的 e 值),否则首选的 RZD 在大多数情况下是很准确的。

【结论】

1. 泪液荧光形态在角膜塑形镜配适评估中提供参考意义,但不能替代角膜地形图。

2. 泪液荧光形态因镜片设计不同而相差甚远,验配者要掌握常用镜片的正常荧光形态,以免出现误判。

3. 泪液荧光形态和使用荧光素的量、方式、观察时间密切相关。

【参考文献】

1. BENNETT E S,PURCELL H B,BIDDLE S P. Extended wear.//

BENNETT E S，HENRY V A. Clinical manual of contact lenses，2nd ed. Philadelphia：Lippincott Williams & Wilkins，2000：450-476.

2. MOUNTFORD J，CHO P，CHUI W S. Is fluorescein pattern analysis a valid method of assessing the accuracy of reverse geometry lenses for orthokeratology? Clin Exp Optom，2005，88（1）：33-38.

案例二　大直径 CRT 角膜塑形镜验配

【摘要】

一位 20 岁的大学生要求配角膜塑形镜。在验配 CRT 镜片过程中，发现患者的角膜直径偏大，因此对镜片直径和着陆角同时做改动，在维持镜片中心定位的同时获得很好的镜片活动及塑形效果，地形图显示居中的"靶眼征"。这个案例提示我们：①镜片直径是角膜塑形镜验配中维持镜片中心定位、塑形量稳定的最关键因素，这点对于 VST 和 CRT 镜片设计来说很相似；②最佳镜片直径按照 HVID-1.0 法则，或者按照 HVID≤11.7mm 用 10.5mm、HVID≥11.8mm 用 11.0mm 镜片直径的法则；③定位区为弧形设计的 VST 镜片和定位区为切线设计的 CRT 镜片，在镜片直径增加的同时都需要考虑对镜片边翘和矢高的影响。

【案例汇报】

OK 镜的镜片直径在配适过程中起到非常重要的作用。由于人在睡眠过程中存在快速动眼相，眼球的快速水平运动使镜片和角膜处于相对动态的匹配关系。如果镜片直径过小，则会导致镜片位置不稳定，发生侧偏或上偏，造成高阶像差的增加和视觉质量的下降[1]。镜片直径不足是导致镜片水平偏位和塑形力不足的最主要原因，这在 VST 和 CRT 两种镜片设计中存在共性[2,3]。

患者男性，20 岁，大学生，因喜好体育运动白天需要清晰的视力而来验配 OK 镜。该患者近视度数稳定，没有活动性眼部疾病史、手术史和外伤史，没有全身疾病史。他的基础眼球参数（表 2-2-1）和原始轴向地形图（图 2-2-1）如下。由于本案例双眼参数很接近，选择左眼进行汇报。

表 2-2-1　左眼参数及 CRT 镜片卡尺提示参数

眼别	左眼
屈光度	−3.50DS=1.2
HVID	12.1mm
e 值	0.51/0.36
FK/SK	40.50D/41.25D
CRT 镜片卡尺提示参数	92-525-32

HVID：水平可见虹膜直径；FK/SK：角膜平坦曲率 / 角膜陡峭曲率。

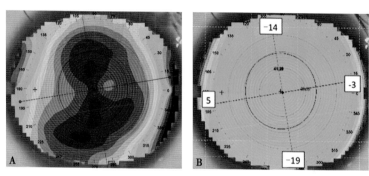

图 2-2-1　左眼的轴向图（A）和高度图（B）

【验配过程】

1. 角膜地形图解读　轴向图示角膜形态较对称，散光不明显，e 值中等；高度图示角膜 8mm 弦长角膜高度差不超过 30μm。

2. 验配思路　患者为成年男性，角膜虽平但形态匀称，且近视度数不高，是配戴角膜塑形镜的理想人选。

3. 选片思路

（1）镜片直径：HVID≥11.8mm，首选的 CRT 镜片直径为 11.0mm；

（2）是否环曲设计：8mm 弦长角膜高度差不超过 30μm，首选球面设计；

（3）是否调整 LZA：e 值小于 0.65，首选参数尺默认的

LZA；但因直径从 10.5mm 增加至 11.0mm，需增加 1°LZA，以维持合理边翘。

4．试戴

OS：92-525-33-11.0（图 2-2-2）。

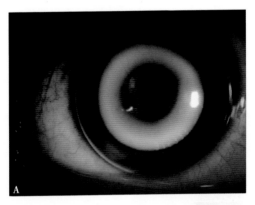

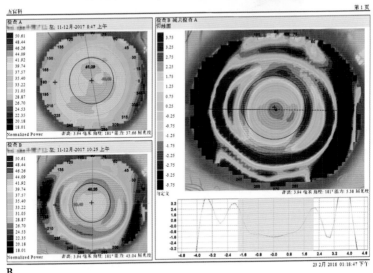

图 2-2-2　试戴荧光图（A）和试戴 1h 切向差异图（B）

5．试戴结果解读　左眼荧光形态比较理想，中央约 3.5mm 无荧光区形成良好，定位区宽度明显较 10.5mm 常规镜片增宽，定位区360°封闭无泪液逃逸，边翘偏窄但动态下活动良好。试戴1h的切向差异图提示反转区封闭，镜片中心定位良好，光学区内塑形力均匀，"双环征"提示边翘偏窄，但由于镜片活动良好，可过夜试戴决定是否需要调整LZA。

6. 过夜试戴　给予患者左眼92-525-33-11.0过夜试戴，次晨患者戴镜复诊，镜片活动度良好，无角膜点染，切向差异如图2-2-3。

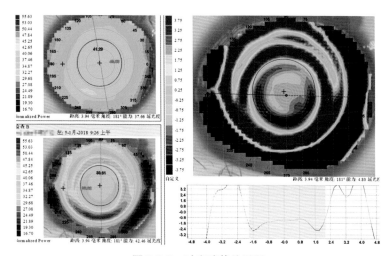

图2-2-3　过夜试戴差异图

显示镜片定位居中，反转区封闭良好，光学区内塑形力欠均匀但并非中央岛，结合镜片的动态配适理想，考虑按试戴片参数订片。

7. 1个月复查　左眼视力1.2，角膜健康，切向差异图显示镜片中心定位良好，反转弧封闭，光学区内塑形力均匀、降幅理想（图2-2-4）。

【讨论】

1. CRT镜片增加直径时定位区的改变和VST镜片有所不同，这是角膜周边形态和镜片设计共同决定的。从一张高清的眼前节OCT图像上可以看清，在角膜缘以内，角膜呈现一个从中央到周边逐渐变平的曲面。VST镜片的定位区（图2-2-5红

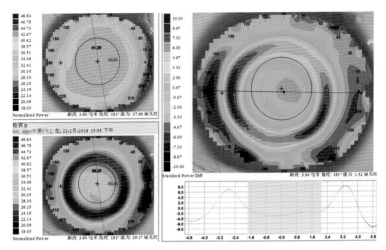

图 2-2-4　戴镜 1 个月切向差异图

色）呈弧形，当其镜片边缘仍在角膜缘以内时（图 2-2-5A），由于周边弧（图 2-2-5 橙色）的曲率半径（通常为 11.0～12.0mm）比角膜大，镜片有良好的边翘和泪液交换，但如果此时镜片直径明显不够、矢高不足而导致镜片出现偏位时就要增加直径。

2. 角膜缘形态接近一条直线，如果 VST 镜片单纯增加定位弧宽度而不改变曲率半径，则镜片的承重点明显外移，有效矢高明显增加（图 2-2-5B）。周边弧如果着陆在直线形的角膜缘，会导致边翘不足和泪液交换问题（图 2-2-5B）。因此解决方法是在增加定位弧宽度的同时，增加定位弧曲率半径（放平），此时镜片的承重点向内移，有效矢高降低，同时保持合理的边翘（图 2-2-5C）。

3. CRT 镜片没有"定位弧"，着陆区（图 2-2-6 蓝色）为切线设计，用定位区与水平线的夹角（LZA）控制镜片边翘。理想的角膜接触点在定位区切线的外 1/3 处（图 2-2-6A，红色箭头所指）。当 CRT 镜片的直径加大却不改变 LZA 时，着陆区切线向外延伸，由于接触点不变所以镜片有效矢高不变，边翘却明显抬高，导致瞬目时异物感（图 2-2-6B）。为了使边翘恢复合理水平，并使角膜接触点重新回到接近切线外 1/3 的位置

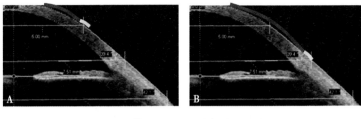

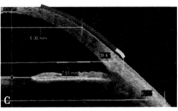

图 2-2-5　VST 镜片在常规直径(A)、加大直径不改变定位弧曲率半径(B)以及加大直径并增加定位弧曲率半径(放平)(C)的示意图

（图 2-2-6C，绿色箭头所指），需要增加 1°LZA（图 2-2-6C 黄色），比如从 33 到 34，此时镜片有效矢高增加因此更加稳定，边翘合理所以异物感更少。同理，如果 CRT 镜片直径从 10.5mm 减小到 10.0mm 直径时，也应减少 1°LZA。

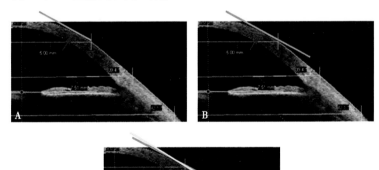

图 2-2-6　CRT 镜片常规直径(A)、加大直径不改变 LZA(B)以及加大直径并增加 1°LZA(C)的示意图

【结论】

1. 镜片直径是角膜塑形镜验配中维持镜片中心定位、塑形量稳定的最关键因素，这点对于 VST 和 CRT 镜片设计来说很相似。

2. 最佳镜片直径按照 HVID-1.0 法则，即镜片直径比 HVID 小 1.0mm，或者按照 HVID≤11.7mm 用 10.5mm、HVID≥11.8mm 用 11.0mm 镜片直径的法则。

3. 定位区为弧形设计的 VST 镜片和着陆区为切线设计的 CRT 镜片，在镜片直径增加的同时都需要考虑对镜片边翘和矢高的影响。

【参考文献】

1. HIRAOKA T, MIHASHI T, OKAMOTO C, et al. Influence of induced decentered orthokeratology lens on ocular higher-order wavefront aberrations and contrast sensitivity function. J Cataract Refract Surg, 2009, 35: 1918-1926.

2. YANG X, ZHONG X, GONG X, et al. Topographical evaluation of the decentration of orthokeratology lenses. Yan Ke Xue Bao, 2005, 21: 132-135.

3. CHEN Z, XUE F, ZHOU J, et al. Prediction of orthokeratology lens decentration with corneal elevation. Optom Vis Sci, 2017, 94: 903-907.

案例三　CRT 双矢高角膜塑形镜的验配时机

【摘要】

一位 10 岁女孩，因控制近视进展需要验配 OK 镜，因其双眼的角膜形态不同而验配了不同设计的镜片。这个案例提示我们：①人的双眼角膜形态可能不同，要根据角膜地形图选择镜片设计，边 - 边散光要选择 CRT 双矢高镜片；② CRT 双矢高镜片的环曲量要根据角膜地形图高度差选择，再结合试戴片的配适情况定制；③镜片的定位区曲率半径或着陆角要根据镜片活动度和边翘进行调整，角膜地形图的 e 值也有参考意义。

【案例汇报】

在环曲 / 双矢高镜片诞生之前，角膜边 - 边散光是角膜塑形术的相对禁忌证。边 - 边散光的角膜呈"橄榄球"形，与球面设计的镜片不贴合，一方面容易造成水平方向角膜染色，另一方面垂直方向的泪液逃逸，导致OK镜偏位和塑形量不足[1]。

　　环曲/双矢高镜片的反转区或定位区呈环曲设计，可以各象限贴合边 - 边散光角膜的中周部，使镜片中心定位更加稳定，同时封闭泪液达到充足的塑形量[2]。目前最客观的选择双矢高镜片环曲量的标准是角膜地形图对应的水平与垂直子午线的高度差[1]。本案例为一位10岁女孩，因控制近视进展需要验配OK镜，因其双眼的角膜形态不同而验配了不同设计的镜片。该患者没有活动性眼部疾病史、手术史和外伤史，没有全身疾病史。表2-3-1为她的基础眼球参数，图2-3-1、图2-3-2分别为基线轴向图和基线高度图。

表2-3-1　双眼参数及CRT镜片卡尺提示参数

眼别	右眼	左眼
屈光度	−3.75DS/−0.50DC×170=1.0	−3.25DS/−0.50DC×5=1.0
HVID	11.7mm	11.7mm
e值	0.69/0.55	0.66/0.56
FK/SK	42.75/44.00	42.25/43.50
CRT镜片卡尺提示参数	88-550-33	88-525-33

　　HVID：水平可见虹膜直径；FK/SK：角膜平坦曲率/角膜陡峭曲率。

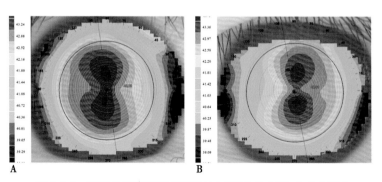

图2-3-1　配戴角膜塑形镜前双眼轴向图（A为右眼、B为左眼）

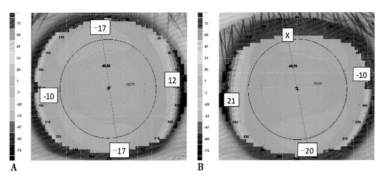

图 2-3-2　配戴角膜塑形镜前双眼高度图（A 为右眼、B 为左眼）
因为睫毛遮挡左眼上方 4mm 处，高度值无法读取。

【验配过程】

1. 验配思路　患者为女孩，10 岁，近视度数超过 -3.00D，临床研究证实 OK 镜对这类患者的近视控制效果较好[3]，同时能起到白天摘镜的作用；患者眼表健康，是配戴 OK 镜的理想对象。

2. 角膜地形图解读　双眼角膜屈光力分布均匀，散光总体对称且宽度中等，双眼的中心角膜散光分别为 1.04D 和 1.43D。虽然看轴向图双眼角膜形态相差无几，但高度图提示右眼 8mm 弦长角膜高度差为 29μm（极值），左眼 8mm 高度差为 41μm（极值），右眼处于使用环曲设计的临界值，左眼首选环曲设计。

3. 选片思路

（1）镜片直径：HVID≤11.7mm，首选的 CRT 镜片直径为 10.5mm；

（2）是否环曲设计：双眼首先试戴环曲镜片；

（3）是否调整 LZA：水平 e 值大于 0.65，首选参数尺默认的 LZA-1。

4. 试戴一

OD：88-550/600-33-10.5（图 2-3-3A）；

OS：88-525/575-33-10.5（图 2-3-3B）。

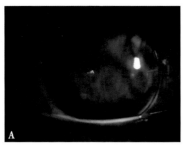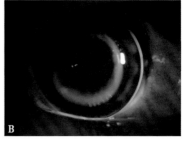

图 2-3-3　双眼第一次试戴,荧光素滴入后 10s 观察

可见右眼镜片静态略偏下,瞬目和轻推镜片后荧光素无法进入镜下(A);
左眼荧光素进入镜下缓慢,定位区浓黑色且宽度较宽,泪液封闭良好,边
翘偏窄(B)。

5. 试戴一结果解读　右眼的边翘极窄,提示 LZA 偏大,同
时镜片下偏并固定,提示镜片矢高过高,在高度差不足 30μm
的情况下使用环曲镜片可能会使泪液交换更糟糕,因此右眼镜
片放平 1°LZA,换成球面设计继续试戴。左眼边翘偏窄,提示
LZA 偏大,但泪液交换尚可,因此维持原参数继续试戴。

6. 试戴二

OD: 88-550-32-10.5(图 2-3-4)。

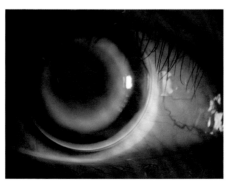

图 2-3-4　右眼第二次试戴

镜片自主活动良好,边翘理想,定位区无荧光素逃逸。

7. 患者继续配戴镜片 1h。

OD：88-550-32-10.5（图 2-3-5A）；

OS：88-525/575-33-10.5（图 2-3-5B）。

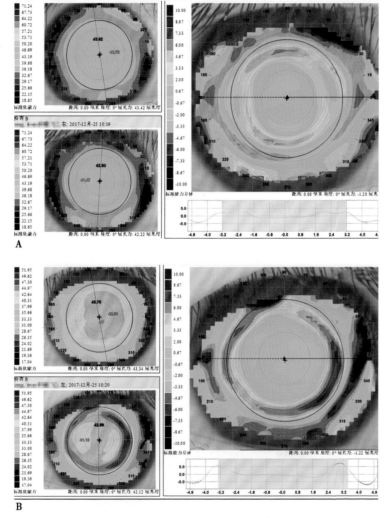

图 2-3-5　双眼试戴 1h 差异图

可见双眼反转区封闭，镜片呈中心定位，光学区内塑形力均匀，均呈现"靶眼征"形态，但左眼（B）光学区明显比右眼（A）更大，定位区变平更明显。

8. 试戴二结果解读　右眼的荧光形态和试戴地形图理想，可以订片；左眼荧光形态提示边翘偏窄，LZA偏高，结合地形图提示定位区压力过大，应放平1°LZA订片。

订片：OD 88-550-32-10.5，OS 88-525/575-32-10.5。取镜时的荧光形态见图2-3-6。双眼镜片动态与静态配适均理想。

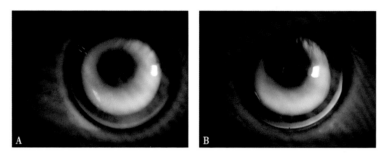

图2-3-6　双眼取镜时静态配适图（A为右眼、B为左眼）

9. 患者戴镜1周复查，双眼视力1.0，镜片活动良好，无角膜点染。双眼切向差异图见图2-3-7。

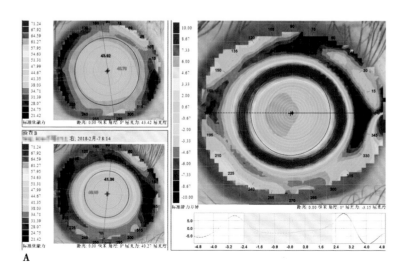

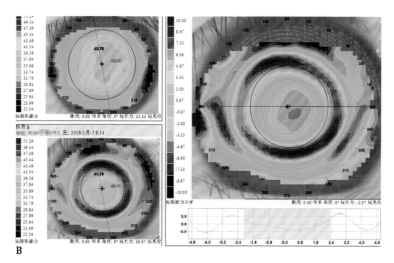

图 2-3-7　双眼戴镜 1 周切向差异图

均呈现理想的"靶眼征"形态，光学区居中，离焦环封闭，光学区内塑形力均匀，降幅理想（A 为右眼、B 为左眼）。

【案例讨论】

1. 这个案例的双眼角膜散光很接近，最终却使用了不同设计，是因为使用环曲镜片的依据在于角膜高度差，而非中心角膜散光大小。从图 2-3-8 可以看出，8mm 弦长角膜高度差虽然和角膜散光呈显著相关，但散点分布区间非常宽[4]。比如对应 1.00D 的角膜散光，最小的高度差为 15μm，最大的高度差为 45μm，如果以 30μm 为使用环曲镜片的界线，那么前者应使用球面设计，后者应使用环曲设计。

2. 高度图和轴向图有很好的对应关系，对于顺规散光的角膜来说（图 2-3-9），最陡的子午线上高度值最低（白色箭头），最平的子午线上高度值最高（黄色箭头）。为什么 8mm 弦长角膜高度差达到 30μm 就要考虑使用环曲镜片呢？因为角膜塑形镜要达到良好中心定位和理想的塑形力，一个重要前提是定位区对应的角膜和镜片要完全贴合，不能有镜片下泪液逃逸，并且压力均匀。对于常规镜片直径（10.5mm 或 10.6mm）来说，

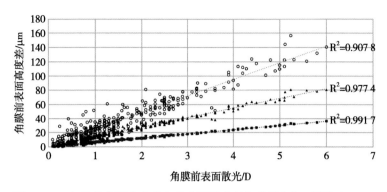

图 2-3-8 角膜前表面高度差和前表面散光的相关性（空心圆代表 8mm 弦长角膜高度差）

大多数镜片的定位区（即镜片在角膜上的着陆点和承重点）所对应的角膜位点恰好在 8～9mm 直径的范围（基弧区和反转区的宽度相加为 7～8mm，定位区在其外）。如果沿两条主子午线 8mm 弦长的高度差小于 30μm，意味着在更陡子午线（高度更低）的方向，镜片定位区没有明显泪液逃逸，定位区在角膜均匀着陆。相反，如果沿两条主子午线 8mm 弦长的高度差大于 30μm，镜片和角膜间形成的压力（塑形力）会因为高度差更低的方向有泪液逃逸而释压，导致角膜各方向受压不同，发生偏位或降幅不足。

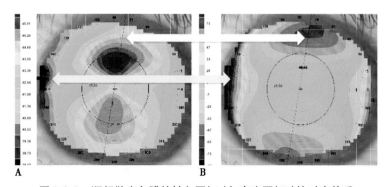

图 2-3-9 顺规散光角膜的轴向图（A）与高度图（B）的对应关系

3. 8mm 弦长角膜高度差如何测量？　有两种方法。第一种方法是使用角膜地形图仪软镜自带功能，在查看高度图时将测量的角膜弦长设定为 8mm，软件自动给出两条主子午线的角膜绝对高度值（代数平均值），两者相减即为高度差（图 2-3-10）。第二种方法是在高度图上用鼠标点击查看角膜的相对高度值，优点是可以找到最高和最低的高度值并计算最大高度差，并用相应的镜片环曲量去适配，达到理想的镜片居中（图 2-3-11）。CRT 双矢高镜片的环曲量可以更多参考最大高度差。

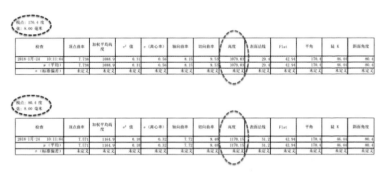

图 2-3-10　角膜地形图仪测量 8mm 弦长角膜高度差

设定好需要测量的角膜弦长（红色虚线）后，地形图软件自动计算出两条主子午线的绝对高度值（绿色虚线），本例的水平和垂直子午线方向高度分别为 1 170μm 和 1 079μm，高度差为 91μm。

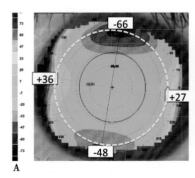

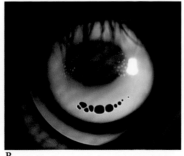

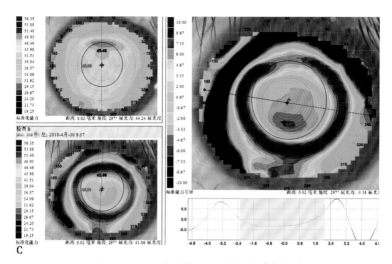

图 2-3-11 手动测量 8mm 弦长角膜高度差

A. 高度图：显示角膜相对高度值，在黄色虚线（8mm 弦长）和子午线的相交点读出高度值，人工计算高度差，两条子午线上的平均高度差为 (36+27)/2-(-66-48)/2=88.5μm，和软件自动计算的值十分接近，两条子午线上的最大高度差为 36-(-66)=102μm；

B. 该眼配戴环曲量为 100μm 的 CRT 双矢高镜片，定位区泪液完全封闭，垂直方向由于 RZD 更大所以反转区泪液层更厚更宽，基弧区呈椭圆形；

C. 该眼戴镜 1 个月的切向差异图，可见反转区封闭，镜片中心定位，光学区内塑形力均匀，降幅理想，是完美的"靶眼征"形态。

　　4. e 值高于 0.65 为什么 LZA 要放平 1°? e 值（eccentricity）代表椭圆偏心率，e=a/c，其中 a 是椭圆的焦距，c 是椭圆的长轴。如果把角膜形状用椭圆去拟合，当 e 接近 0 时，角膜接近球形，其周边曲率比较接近中央的曲率；当 e 接近 1 时，角膜接近抛物线，其周边曲率明显比中央更平甚至接近一条直线。大多数角膜的 e 值介于 0.45 和 0.65 之间，这也是大多数角膜塑形镜设计时的靶向 e 值。因此，当 e=0.50 时，CRT 参数卡默认的 LZA 所对应的边翘适中（图 2-3-12A）；当 e=0.70 时，角膜周边曲率明显更平并接近直线，同样的 LZA 着陆在角膜上边翘偏窄（图 2-3-12B）；此时减小 1°LZA 可以使边翘回到适中水平，但镜片和角膜的接触点更靠中央了，因此矢高也降低了（图 2-3-12C）。

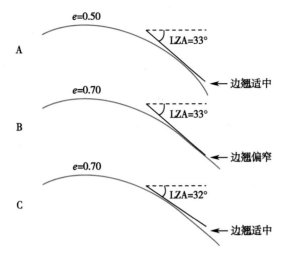

图 2-3-12　角膜 e 值越高，周边曲率越平

当 $e>0.65$ 时，CRT 镜片参数卡默认的 LZA 在角膜上的边翘偏窄，要减小 1°。

【结论】

1. 验配 CRT 镜片时要参考角膜地形图 8mm 弦长角膜高度差选择镜片设计，小于 30μm 首先考虑球面设计，大于 30μm 首先考虑双矢高设计，最终结合试戴片的配适情况定制；

2. CRT 镜片的 LZA 要根据镜片活动度和边翘进行调整，角膜地形图的 e 值具有参考意义。

【参考文献】

1. LI Z, CUI D, LONG W, et al. Predictive role of paracentral corneal toricity using elevation data for treatment zone decentration during orthokeratology. Curr Eye Res, 2018, 43: 1083-1089.

2. CHEN C C, CHEUNG S W, CHO P. Toric orthokeratology for highly astigmatic children. Optom Vis Sci, 2012, 89: 849-855.

3. ZHONG Y, CHEN Z, XUE F, et al. Central and peripheral corneal power change in myopic orthokeratology and its relationship with 2-year axial length change. Invest Ophthalmol Vis Sci, 2015, 56:

4514-4519.

4. BATRES L，PINERO D，CARRACODO G. Correlation between anterior corneal elevation differences in main meridians and corneal astigmatism. Eye Contact Lens，2020，46：99-104.

案例四　CRT双矢高角膜塑形镜精确调控矢高

【摘要】

一位10岁女孩，因控制近视进展需要验配OK镜，因双眼角膜形态呈边-边散光，故验配了CRT双矢高镜片。在试戴过程中发现角膜地形图提示的高度差和试戴片的环曲量有出入，最终我们结合荧光形态和试戴后的角膜地形图定制了参数。这个案例提示我们：①CRT镜片的验配思路为直径-环曲量-边翘，首先通过测量角膜直径确定镜片直径，通过RZD和LZA共同控制环曲量，再通过LZA调整边翘；②角膜高度差对试戴片选择具有参考价值，但要结合荧光形态和地形图评估确定最终参数。

【案例汇报】

前一个案例提到边-边散光的角膜需要通过验配CRT双矢高镜片，使各象限贴合中周部角膜，从而使镜片中心定位更加稳定，同时封闭泪液达到充足的塑形量。选择CRT双矢高镜片环曲量的标准是角膜地形图对应的水平与垂直子午线的高度差。要测量哪个范围的角膜高度差最准确呢？对于CRT镜片来说，直径越大则镜片接触角膜的位置越靠周边，所参考的位置也应比8mm的弦长更大。本案例同时使用了CRT双矢高镜片并增加直径，从试戴镜片后的荧光形态结合角膜地形图评估，最终确定合适的环曲量。

患者女性，10岁，因控制近视进展需要验配OK镜。没有活动性眼部疾病史、手术史和外伤史，没有全身疾病史。她的基础眼球参数见表2-4-1，基线轴向地形图见图2-4-1。由于双眼几乎对称，故选择左眼作汇报。

表 2-4-1　左眼参数及 CRT 镜片卡尺提示参数

眼别	左眼
屈光度	$-2.50DS/-1.50DC×175°=1.0$
HVID	11.8mm
e 值	0.63/0.20
FK/SK	43.50D/47.25D
CRT 镜片卡尺提示参数	84-550-33

HVID：水平可见虹膜直径；FK/SK：角膜平坦曲率 / 角膜陡峭曲率。

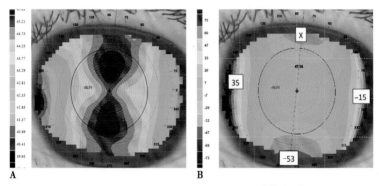

图 2-4-1　配戴 OK 镜前左眼轴向图（A）和高度图（B）

【验配过程】

1. 验配思路　患者为女孩，10 岁，角膜散光超过 3.00D，但综合验光散光未超过 1.50D。研究显示环曲设计镜片能降低这类患者的散光度数并矫正视力到理想水平，且有很好的近视控制效果[1,2]。

2. 角膜地形图解读　左眼角膜屈光力分布均匀，散光对称呈边 - 边形态，两条主子午线上的 e 值相差巨大也提示两个方向周边角膜曲率（或者高度）相差很大，高度图提示 8mm 弦长角膜最大高度差为 88μm。

3. 选片思路

（1）镜片直径：HVID≥11.8mm，首选的 CRT 镜片直径为 11.0mm；

（2）是否环曲设计：试戴环曲量为 75μm 的 CRT 双矢高镜片；

（3）是否调整 LZA：水平 e 值小于 0.65，首选参数尺默认的 LZA。

4. 试戴

OS：84-550/625-33-10.5（图 2-4-2）。

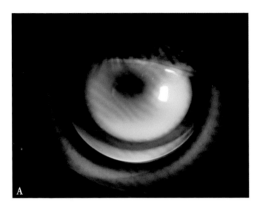

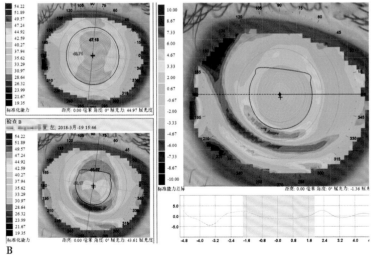

图 2-4-2　左眼试戴荧光图（A），为荧光素滴入后 10s 采集及左眼试戴 1h 后切向差异图（B）。

5．试戴结果解读　左眼镜片直径偏小，相对瞳孔而言呈颞上方偏位，下方边翘很宽，静态下定位区泪液封闭，但瞬目过程中偶有下方泪液逃逸，中央无荧光区最大直径在动态下约为3mm。1h试戴差异图显示镜片向颞上偏位的"笑脸征"，离焦环封闭，光学区内塑形力尚均匀，结合荧光图可知镜片矢高不足。结合患者基础资料，应首先考虑增加直径，同时因下方定位区泪液逃逸需要增加25μm环曲量，并增加垂直方向LZA减少边翘。订片：OS 84-550/650-34/35-11.0。

6．患者戴镜1天复查（图2-4-3A），镜片活动良好，无角膜点染，切向图示中心定位良好，离焦环封闭，光学区内塑形力均匀。戴镜1个月视力1.0，地形图呈理想的"靶眼征"形态（图2-4-3B）。

【讨论】

1．从案例三我们已经得知，环曲镜片的环曲量是由角膜中周部的高度差决定的。本案例8mm弦长角膜最大高度差为88μm，根据CRT双矢高镜片使用的指导原则（表2-4-2），应该使用100μm的环曲量。

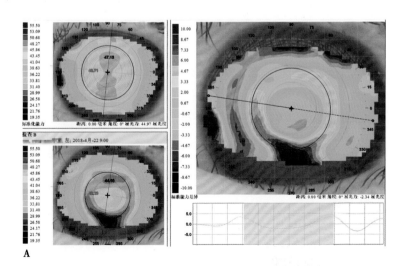

A

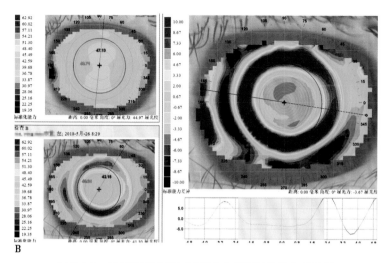

图 2-4-3 左眼戴镜 1 天(A)和 1 个月(B)的切向差异图

表 2-4-2 8mm 弦长角膜高度差和 CRT 双矢高镜片环曲量的关系(单位:μm)

8mm 弦长角膜高度差	CRT 双矢高镜片环曲量
30~50	50
50~75	75
75~100	100

最终如何判断要使用 75μm 还是 100μm 的环曲量呢?有两点信息可以提示。第一,在使用 75μm 环曲试戴片动态配适时发现下方定位区有泪液逃逸。注意,评估泪液逃逸时并不需要拉开眼睑,上眼睑张力较大引起的下方泪液逃逸也是增加环曲量的指征,因为在戴镜状态下(包括睡眠时)眼睑张力对镜片的影响也一直存在。第二,试戴 75μm 环曲镜片 1h 后的地形图显示镜片向颞上方偏位("笑脸征"),光学区小。以上两点均提示镜片矢高不足,在 75μm 和 100μm 环曲量之间更加倾向使用 100μm。

2. 从患者的 HVID 结合荧光图来看,镜片直径需要增加至 11.0mm。从案例二我们已经得知,CRT 或 CRT 双矢高镜片每增加 0.5mm 直径都需要增加 1°LZA,以维持合理边翘。在同时做出这两者修改时，镜片的承重点会向角膜更周边移动，因此镜片有效矢高会增加。从患者的基线轴向图来看，散光的"领带结"延伸至角膜非常周边，意味着越靠近周边高度差越大。因为 11.0mm 直径镜片（LZA 增加 1°）的实际承重点比 10.5mm 直径镜片更靠周边，它使用的环曲量不能再参考 8mm 弦长的高度差，应该参考 8.5～9.0mm 直径的高度差，这个值会比 88μm 更大，因此更倾向于使用 100μm 环曲量，而不是 75μm。

3．为什么要单独增加垂直方向的 LZA？　患者的边-边散光形态决定了下方边翘会比水平方向更高，荧光图也证实了这一点。注意，判断边翘高低必须在镜片居中时进行，镜片在上偏时反映出的下方边翘过高是假象，因为此时镜片的周边没有着陆在较平的角膜周边，而是着陆在更陡的角膜中央，这时的边翘是被高估的。本案例中镜片正位时下方的边翘仍然比水平高，因此单独增加 1° 垂直方向的 LZA。由于 CRT 双矢高镜片 RZD 和 LZA 的环曲量可以叠加，定制镜片的水平和垂直方向高度差为 100+15=115μm，比试戴片增加 115-75=40μm，应已足够封闭垂直方向的定位区泪液逃逸，矫正镜片上偏——1 天与 1 个月的地形图证实镜片的矢高理想。

【结论】

1．CRT 镜片的验配思路为直径-环曲量-边翘，通过 LZA 控制边翘，通过 RZD 和 LZA 共同控制环曲量和矢高；

2．通过精确控制水平与垂直方向的矢高，CRT 镜片可以应对很高的边-边角膜散光并达到理想效果。

【参考文献】

1．CHEN C C，CHEUNG S W，CHO P. Toric orthokeratology for highly astigmatic children. Optom Vis Sci，Jun 2012，89（6）：849-855.

2．ZHANG Y，CHEN Y G. Comparison of myopia control between toric and spherical periphery design orthokeratology in myopic children with moderate-to-high corneal astigmatism. International journal of ophthalmology，2018，11（4）：650-655.

案例五　CRT 双矢高角膜塑形镜改善中心定位

【摘要】

一位 13 岁女孩，就诊时已配戴 OK 镜 3 年，但复查时发现矫正视力不佳伴镜片偏位。在停戴 OK 镜 1 个月后，发现角膜有较显著的散光和高度差，最终适配 CRT 双矢高镜片解决了矫正视力和镜片中心定位的问题。这个案例提示我们：①对于没有基线资料又出现配适不理想的外院患者，建议停戴 OK 镜 1 个月以上重新测量基线参数，再重新定制镜片；②不管患者原先配戴 VST 还是 CRT 镜片，只要是符合环曲镜片使用的适应证——对称的边 - 边散光，在更换镜片都可以考虑用 CRT 双矢高镜片进行塑形。

【案例汇报】

之前的案例三提到，边 - 边散光患者需要通过 CRT 双矢高镜片设计来达到稳定的塑形效果；又通过案例四学习到，增加镜片直径到理想水平可以进一步改善镜片定位。本案例汇报一例已在配戴 VST 镜片的患者，因为塑形力不足和镜片偏心，在到期更换镜片时使用了 CRT 双矢高镜片，达到理想的塑形效果。

患者女性，13 岁，因配戴角膜塑形镜 3 年矫正视力不佳需要更换镜片。患者无原始角膜地形图资料，但有镜片参数和其他原始参数（表 2-5-1）。

表 2-5-1　患者 3 年前未戴角膜塑形镜时的原始眼参数与镜片参数

眼别	右眼
屈光度	−3.25DS/−0.75DC×5=1.2
HVID	12.1mm
FK/SK	41.75D/43.50D
AL	24.86mm
原镜片参数	41.75/−3.25/10.6

HVID: 水平可见虹膜直径; FK/SK: 角膜平坦曲率 / 角膜陡峭曲率; AL: 眼轴长度。

患者就诊时未停戴原镜片，裸眼视力为0.5，右眼AL为25.41mm，片上验光为−0.50D。角膜地形图如下（图2-5-1）。

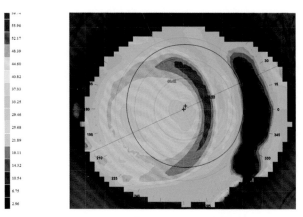

图2-5-1 配戴原OK镜后切向图

【诊疗思路】

1. 裸眼视力不佳原因 镜片向颞侧偏心伴塑形力不足，反映出镜片矢高不足。这首先与镜片直径有关，HVID为12.1mm时首选镜片直径应为11.0mm，这种情况下使用10.6mm镜片直径偏心概率和偏心量明显增加[1]。其次和镜片环曲量有关[2]，虽然没有基线角膜地形图作参考，但患者原始角膜中心散光为1.75D，这种情况下8mm弦长角膜高度差大于30μm比小于30μm的概率高很多[3]，不能排除由于垂直方向泪液逃逸引起的镜片偏位。最后，患者的眼轴长度有0.55mm增长，片上验光为−0.50D，提示患者有近视进展，也可能引起视力不佳。

2. 由于没有原始角膜地形图资料，建议患者停戴1个月复查。停戴1个月后的眼参数见表2-5-2，角膜地形图见图2-5-2。

3. 角膜地形图解读 右眼角膜屈光力分布均匀，散光对称呈边-边，高度图提示8mm弦长角膜最大高度差为77μm。

表2-5-2　停戴1个月后检查结果

眼别	右眼
屈光度	−4.00DS/−1.00DC×180=1.2
e值	0.69/0.64
FK/SK	41.25D/43.75D
CRT镜片卡尺提示参数	91-525-32

FK/SK：角膜平坦曲率/角膜陡峭曲率。

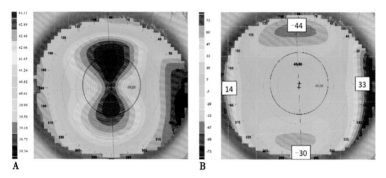

图2-5-2　停戴1个月后右眼轴向图（A）和高度图（B）

4．选片思路

（1）镜片直径：HVID≥11.8mm，首选的CRT镜片直径为11.0mm；

（2）是否环曲设计：试戴环曲量为75μm的CRT双矢高镜片；

（3）是否调整LZA：水平e值大于0.65，首选参数尺LZA-1（因试戴片参数限制，试戴时仍为LZA 32）。

5．试戴

OD：90-525/600-32-10.5。

6．试戴结果解读　右眼镜片直径偏小，相对瞳孔而言呈颞侧偏位，边翘窄，静态下定位区泪液封闭，瞬目过程中无泪液逃逸（图2-5-3A）。1h试戴差异图显示镜片中心定位，反转区封闭,光学区内塑形力均匀,但光学区较小(图2-5-3B),结合荧光图和HVID可知镜片直径不足。由于在增加直径时需同时增加1°LZA,但10.5mm状态下边翘窄,因此在增加直径至11.0mm时正好不用修改LZA,RZD可参照试戴片。订片:OS 91-525/600-32-11.0。

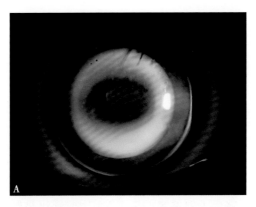

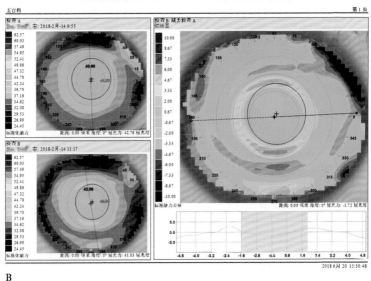

图2-5-3　右眼试戴荧光图(A)和试戴1h切向差异图(B)

7．取镜荧光配适图　镜片直径适中，中心定位，边翘理想，定位区泪液封闭。新镜片表面湿润性差，需要浸泡护理液增加湿润性（图2-5-4）。

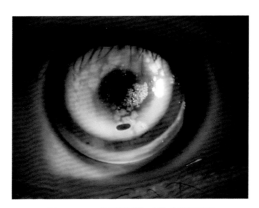

图2-5-4　右眼取镜时静态配适图

8．患者戴镜1周复查，切向图示中心定位良好，反转区封闭，光学区内塑形力均匀，呈理想的"靶眼征"形态（图2-5-5）。

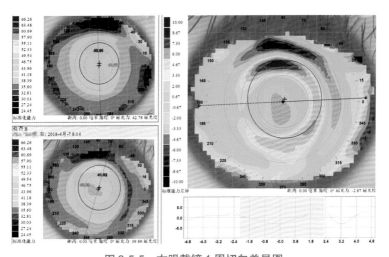

图2-5-5　右眼戴镜1周切向差异图

【案例讨论】

1. 在边 - 边角膜散光存在的情况下,使用球面镜片可能会导致两种结果:镜片偏心和塑形力不足,均体现在本案例的第一片镜片上。在有 77μm 高度差的情况下,环曲镜片是唯一可能成功的设计。

2. CRT 和 VST 镜片采用环曲设计的评判标准都是 8mm 弦长角膜高度差,但两种设计标定环曲量的方式完全不同,CRT 双矢高镜片是以高度(μm)标定,VST 镜片是以屈光力(D)标定(表 2-5-3)。

表 2-5-3　角膜高度差与首选 CRT/VST 镜片环曲量的对应关系

8mm 弦长角膜高度差 /μm	CRT 双矢高镜片环曲量 /μm	VST 镜片环曲量 /D
30~50	50	1.25~1.75
50~75	75	1.75~2.50
75~100	100	2.50~3.25

注意,VST 镜片的环曲量和角膜中心散光量关系不大,和 8mm 弦长角膜高度差更加相关,但不同品牌和设计的镜片在应对一样的角膜高度差(比如 30μm)时使用的环曲量可能不一样(比如 A 镜片用 1.0D 环曲量,B 镜片用 1.5D 环曲量),相比 CRT 双矢高镜片直接的对应关系而言,需要验配者更多的经验积累和试错,借助验配软件可以提高成功率。

【结论】

1. 对于没有基线资料又出现配适不理想的外院患者,建议停戴 OK 镜 1 个月以上重新测量基线参数,再重新定制镜片;

2. 不管患者原先配戴何种设计的镜片,只要是符合环曲镜片使用的适应证——对称的边 - 边散光,在更换镜片时都可以考虑用 CRT 双矢高镜片进行塑形,镜片参数的选择标准同初次验配。

【参考文献】

1. CHEN Z，XUE F，ZHOU J，et al. Prediction of orthokeratology lens decentration with corneal elevation. Optom Vis Sci，2017，94：903-907.

2. LI Z，CUI D，LONG W，et al. Predictive role of paracentral corneal toricity using elevation data for treatment zone decentration during orthokeratology. Curr Eye Res，2018，43：1083-1089.

3. BATRES L，PINERO D，CARRACEDO G. Correlation between anterior corneal elevation differences in main meridians and corneal astigmatism. Eye Contact Lens，2020，46：99-104.

案例六 矢高主宰成败

【摘要】

一位 OK 镜的配戴者在试戴和初期配戴过程中均表现出良好的配适和视力，却在 3 个月时发生镜片嵌顿和角膜压痕，最后通过调整镜片的矢高获得满意的配适。这个案例提示我们：①角膜塑形是一个动态过程，在治疗过程中配适状态会发生改变，需要定期复查，及时发现问题、解决问题；②矢高过低或过高的镜片在初期都可能表现为理想的配适，但配戴过程中矢高低的镜片易发生上偏或侧偏，矢高过高的镜片容易下偏并黏附。

【案例汇报】

OK 镜的经典验配方法之一为矢高验配，即通过测量、试戴、定制与角膜矢高相符合的镜片，以达到安全有效塑形的目的。但角膜的矢高是呈动态变化的，随着塑形过程的进行，角膜厚度产生重新分布，中央角膜矢高降低，中周部角膜矢高抬高，从而使配适状态发生改变。本案例中一位 OK 镜的配戴者在试戴和初期配戴过程中均表现出良好的配适和视力，却在 3 个月时发生镜片嵌顿和角膜压痕，最后通过调整镜片的矢高获得满意的配适。

患者女性，10 岁，因近视度数增长过快需要验配 OK 镜。

没有活动性眼部疾病史、手术史和外伤史，没有全身疾病史。
她的基础眼球参数见表 2-6-1，原始轴向地形图见图 2-6-1。

表 2-6-1　患者双眼基线参数与 CRT 镜片卡尺提示参数

眼别	右眼	左眼
屈光度	−2.75DS=1.2	−2.75DS=1.2
HVID	11.6mm	11.7mm
FK/SK	41.75D/43.00D	41.75D/42.50D
e 值	0.57/0.34	0.58/0.35
CRT 镜片卡尺提示参数	87-525-32	87-525-32

HVID：水平可见虹膜直径；FK/SK：角膜平坦曲率 / 角膜陡峭曲率。

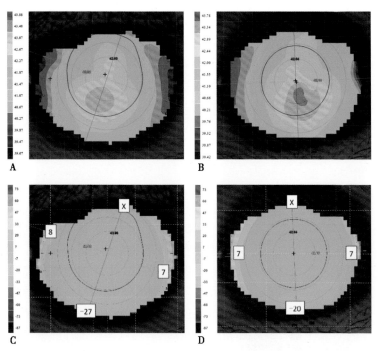

图 2-6-1　右眼轴向图（A）和高度图（C），左眼轴向图（B）和高度图（D）

【验配过程】

1. 角膜地形图解读　双眼角膜屈光力分布不对称,其中下方陡于上方,散光带不宽,且中心角膜散光不大,高度图提示8mm弦长角膜最大高度差双眼分别为35μm和27μm。

2. 选片思路

(1)镜片直径:HVID≤11.7mm,首选的CRT镜片直径为10.5mm;

(2)是否环曲设计:右眼试戴环曲量为50μm的CRT双矢高镜片;左眼可考虑球面镜片,也可以试戴环曲量为50μm的CRT双矢高镜片,再考虑是否配环曲量为25μm的CRT双矢高镜片;

(3)是否调整LZA:水平e值小于0.65,首选参数尺推荐的LZA。

3. 试戴

OU:88-525/575-32-10.5。

4. 试戴结果解读　双眼镜片直径适中,镜片中心定位,活动良好,右眼边翘适中(图2-6-2A),左眼边翘略窄,静态下定位区泪液封闭,瞬目过程中无泪液逃逸(图2-6-2B)。过夜试戴差异图显示镜片中心定位,反转区封闭,光学区内塑形力均匀,光学区直径约3mm,定位区压力较大(表现为深蓝色的负值;图2-6-2C、D)。订片:OU 87-525/575-32-10.5。

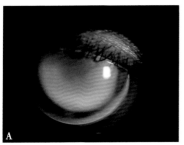
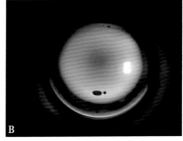

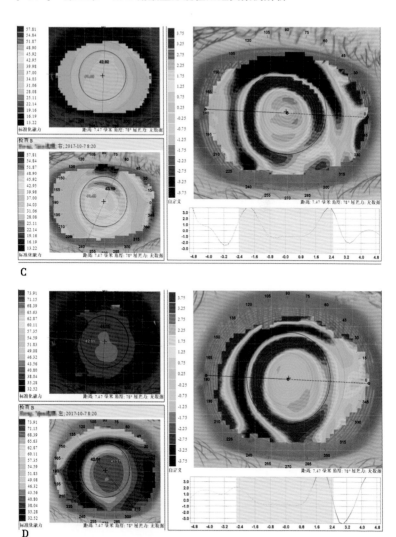

图 2-6-2　右眼(A)和左眼(B)试戴荧光图；右眼(A)和左眼(B)过夜试戴后切向差异图

　　5. 1个月复查　双眼视力1.0，镜片中心定位，活动良好，边翘略窄。角膜地形图示双眼镜片中心定位，反转区封闭，光学区内塑形力均匀(图2-6-3)。

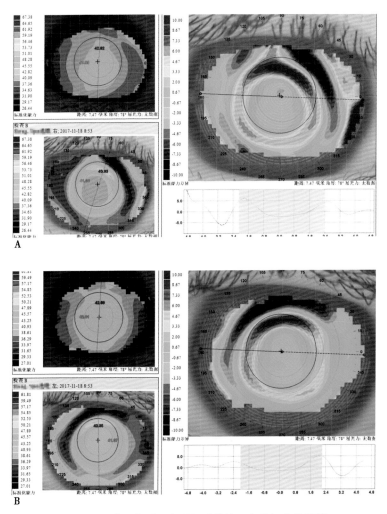

图 2-6-3　右眼（A）和左眼（B）戴镜 1 个月切向差异图

6. 患者戴镜 3 个月复查时诉左眼镜片难以摘下且伴疼痛，荧光染色示左眼镜片吸附于角膜中央，边翘极窄，光学区因角膜压痕而呈不规则"橄榄球"状（图 2-6-4A），切向图示镜片居中尚可，反转区封闭，光学区形状不规则且塑形力欠均匀，在瞳孔鼻上方有明显角膜压痕（图 2-6-4B），反映出左眼镜片矢高过高。考虑到原始地形图的高度差为27μm,更换镜片参数为87-525/550-32-10.5,降低镜片环曲量25μm。

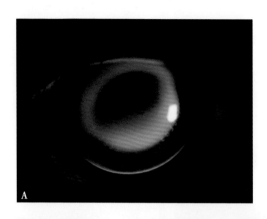

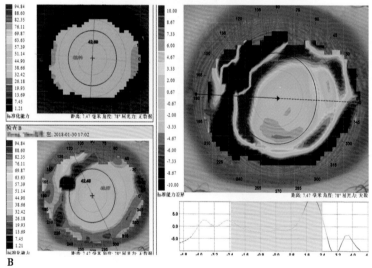

图2-6-4 左眼戴镜3个月荧光配适(A)和切向差异图(B)

7. 更换镜片取镜评估及配戴1个月地形图 荧光染色示镜片中心定位,活动良好,边翘适中,定位区封闭无泪液逃逸,因之前镜片未停戴所以角膜压痕仍可见（图2-6-5A）。配戴新镜片1个月后差异图显示镜片中心定位，反转区封闭，光学区内塑形力均匀（图2-6-5B）。

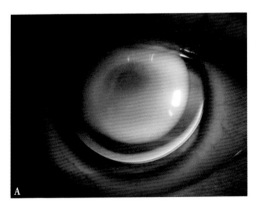

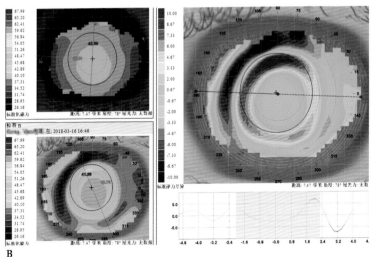

图2-6-5　更换参数后新镜片荧光配适（A）及配戴1个月后切向差异图（B）

【讨论】

1. 角膜塑形是一个动态的过程。由于在塑形过程中镜片的矢高基本不变，而角膜的矢高持续发生变化（中央光学区变平变低，反转区变陡变高），使镜片的矢高相对于角膜来说越来越高，使镜片越来越"紧"，在近视度数高、角膜 e 值高的患者中尤其明显。

对于高度数（比如 -6.00D）的角膜塑形，由于镜片的基弧曲率半径很大（平），相对于角膜来说镜片矢高偏低，基弧区压力又很大，初期就容易发生偏位并且难以在后期回正。如果用降幅 -4.00D 的镜片对同一个角膜先进行塑形，产生稳定居中的治疗区并降低中央角膜矢高，然后再换成降幅 -6.00D 的镜片，此时镜片和角膜中央的矢高落差没那么大，并且由于 -4.00D 的镜片已经"锁定"居中的治疗区，后期发生偏位的概率就会降低。

对于高 e 值（比如大于 0.70）的角膜塑形，由于角膜周边很平，在镜片参数选择上如果不充分放平定位弧曲率半径或减小 LZA，就会导致镜片矢高过高和边翘过窄——而这些问题在试戴和早期配戴过程中不容易察觉，因为视力和中央定位都很好。但随着角膜中央矢高进一步降低，镜片矢高偏高的问题就显现出来，发生镜片吸附、角膜压痕、点染、中央岛等系列问题。因此，塑形后定期复查患者非常重要，需要及时发现问题、解决问题。

2. 本案例对是否选择环曲设计、使用多少环曲量有警示意义。角膜高度差大于 30μm 时使用环曲设计镜片中心定位更好，塑形更快，塑形力更强 [1]，因此角膜高度差大于 30μm 时使用环曲设计镜片没有太多争议（如本案例右眼）。当角膜高度差介于 25μm 和 30μm 之间时（如本案例左眼），是否使用环曲镜片需要参考几点：

第一，使用何种镜片设计。定位区切线设计的镜片（比如 CRT 镜片）和角膜周边部的接触点／面只有一个，容易因为周边角膜高度差而发生泪液逃逸，因此使用环曲设计对泪液进行封闭的概率更高。定位区呈多个弧形设计的镜片（比如大多数 VST 镜片）周边呈"拱桥"状，并且和周边角膜有多个接触点／面，在角膜高度差介于 25μm 和 30μm 之间时对球面设计镜片的"容忍度"更高,使用环曲设计的概率要低一些。

第二,试戴时定位区封闭情况。如果无法确定是否需要环曲设计的镜片,就从球面设计镜片开始试戴。首先要选择直径合适的镜片(镜片直径=HVID-1.0法则),然后根据e值选择定位弧曲率半径或LZA。合适的镜片在任何时候(包括静态和动态),都不应该有下方泪液逃逸,通常在前十次瞬目过程中体现最明显。荧光染色后期由于荧光素浓度降低以及镜下泪液厚度减少,即使定位区有泪液逃逸也难以察觉。如发现有泪液逃逸,同时角膜高度差介于25μm和30μm之间,使用1.00D或25μm的环曲量是不错的选择。

【结论】

1.角膜塑形是一个动态过程,在治疗过程中配适状态会发生改变,需要定期复查,及时发现问题、解决问题。

2.矢高过低或过高的镜片在初期都可能表现为理想的配适,但配戴过程中矢高低的镜片易发生上偏或侧偏,矢高过高的镜片容易下偏并黏附。

3.当角膜8mm弦长高度差低于临界值(30μm)时,要慎重使用环曲量为50μm的CRT双矢高镜片,有时25μm环曲量是一个不错的选择。

【参考文献】

1. LI Z, CUI D, LONG W, et al. Predictive role of paracentral corneal toricity using elevation data for treatment zone decentration during orthokeratology. Curr Eye Res, 2018, 43: 1083-1089.

案例七 塑形力不足还是过强?

【摘要】

一位16岁的高中男孩,因近视屈光参差验配OK镜,右眼曾配戴OK镜2年,左眼无配戴接触镜史。因为没有考虑患者的调节因素,导致左眼镜片过矫,患者产生视近不清的情况。通过修改镜片光度,最终解决了看近与看远的矛盾。这个案例提示我们:①OK镜的塑形过程约7~10天,早期有"塑形力"

不足的表现，需提前告知患者；②低度近视未配戴眼镜矫正的患者通常有调节滞后，配戴 OK 镜容易出现视近模糊，需在验配前进行调节功能检查并提前告知视近模糊的可能性，并避免过矫。

【案例汇报】

OK 镜的 Jessen 因子（Jessen's factor，过矫因子）通常设定为 0.50～1.25D，是为了使配戴者在白天不会因为屈光度的回退而影响远视力。低度近视未配戴眼镜矫正的患者通常有调节滞后，此时如果以等效球镜为目标降幅下镜片处方，再加上 Jessen 因子，会导致看近模糊的主诉。

本案例汇报一例 16 岁的高中男孩，因近视屈光参差验配 OK 镜，右眼曾配戴 OK 镜 2 年，左眼无配戴接触镜史。因为没有考虑患者的调节因素，导致第一片镜片过矫，患者出现视近不清的症状。通过修改镜片光度，最终解决了看近与看远的矛盾。他的基础眼球参数见表 2-7-1，基线角膜地形图见图 2-7-1。

表 2-7-1　患者基线眼参数与 CRT 镜片卡尺提示参数

眼别	右眼	左眼
屈光度	−3.00DS/−1.00DC×180=1.2	−0.50DS/−1.25DC×170=1.2
HVID	12.0mm	12.0mm
FK/SK	41.25D/42.75D	41.50D/43.00D
e 值	0.71/0.50	0.71/0.45
CRT 镜片卡尺提示参数	90-525-32	85-500-32（按照等效球镜）

HVID：水平可见虹膜直径；FK/SK：角膜平坦曲率/角膜陡峭曲率。

【验配过程】

1. 角膜地形图解读　双眼角膜屈光力分布尚对称，双眼角膜散光为 1.50D，宽度中等，高度图提示 8mm 弦长角膜最大高度差双眼分别为 60μm 和 51μm。

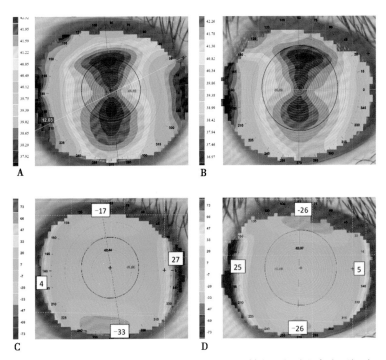

图 2-7-1　右眼轴向图（A）和高度图（C），左眼轴向图（B）和高度图（D）

2. 选片思路

（1）镜片直径：HVID≥11.8mm，首选的 CRT 镜片直径为 11.0mm；

（2）是否环曲设计：双眼试戴环曲量为 50μm 的 CRT 双矢高镜片；

（3）是否调整 LZA：水平 e 值大于 0.65，首选参数尺的 LZA-1。

3. 试戴

OD：89-525/575-32-10.5；

OS：87-525/575-32-10.5。

4. 试戴结果解读　双眼镜片直径不足，镜片中心定位尚可，右眼活动度 1mm，左眼活动度 0.5mm，双眼边翘偏窄，左眼荧光进入镜下缓慢，静态下定位区泪液封闭，瞬目过程中无泪液逃逸（图 2-7-2A、B）。试戴 1h 差异图显示镜片中心定位，离焦环封闭，光学区内塑形力欠均匀（图 2-7-2C、D）。考虑到左眼荧光进入镜下缓慢，提示矢高过高，并且参数尺提示 RZD 为 500 而非 525，故订片：OD 90-525/575-33/34-11.0，OS 85-500/550-33/34-11.0。

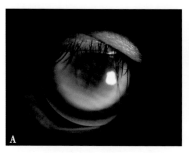
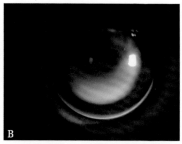

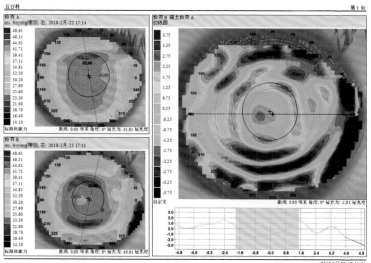

C

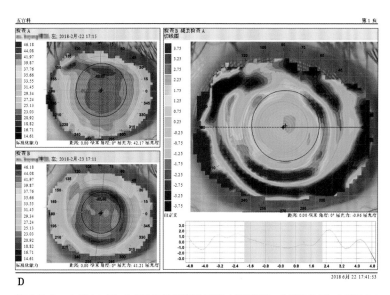

图 2-7-2　右眼（A）和左眼（B）试戴镜片静态配适图；右眼（C）和左眼（D）试戴 1h 后切向差异图

5. 取镜　双眼镜片中心定位，直径适中，活动良好，边翘略窄（图 2-7-3A、B）。过夜配戴 1 天切向差异图示双眼镜片中心定位，反转区封闭右眼欠理想，光学区内塑形力欠均匀（图 2-7-3C、D）。

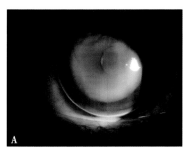
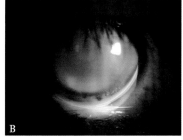

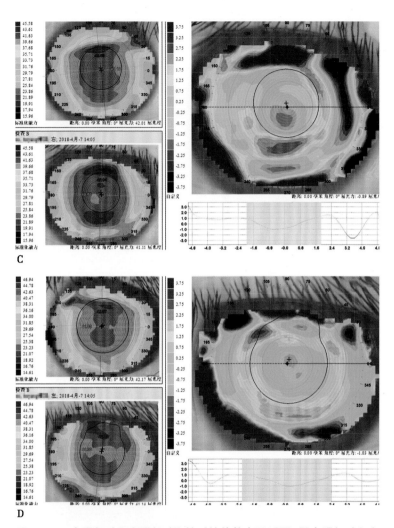

图 2-7-3 右眼（A）和左眼（B）取镜时镜片静态配适图，及右眼（C）和左眼（D）过夜配戴1天切向差异图

6. 双眼戴镜 1 个月复查 患者诉右眼摘镜后远视力不佳，左眼远视力清晰，但戴镜情况下视近困难，因此带来学习障碍。仔细询问后发现患者自觉配戴新镜片后右眼视力不及之前的 OK 镜，因此配戴不规律。角膜地形图示右眼光学区不规则，视轴区

塑形力为 -1.25D，镜片略向下方偏位呈"哭脸"征（图 2-7-4A）。左眼镜片中心定位，反转区封闭，塑形力均匀（图 2-7-4B）。片上验光右眼 +0.50D，左眼 +1.00D，结合患者主诉判断左眼视近不清是由于过矫引起，故做出如下处理：嘱右眼连续配戴原镜片 1 个月复诊，左眼重新订片 85-500/550-33/34-11.0，镜片光度（power）+1.00D。

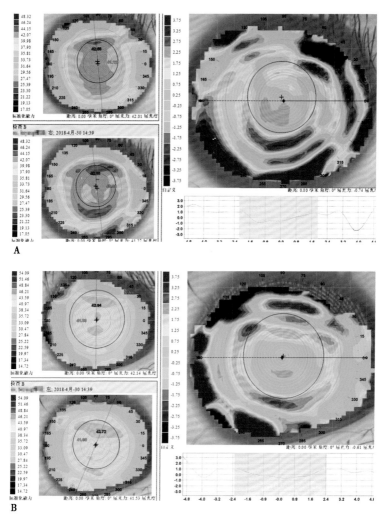

图 2-7-4　断续戴镜 1 个月右眼（A）和左眼（B）切向差异图

7. 右眼连续配戴及左眼取新镜片后 1 个月　右眼光学区略下偏，离焦环封闭，最高塑形力达 −3.00D（图 2-7-5A），视力 1.0；左眼远视力 1.0，片上验光 +0.50D，镜片居中定位，离焦环封闭，塑形力均匀（图 2-7-5B）。诉新镜片再无视近模糊的现象，双眼远近视力均很满意，无视觉质量相关主诉。

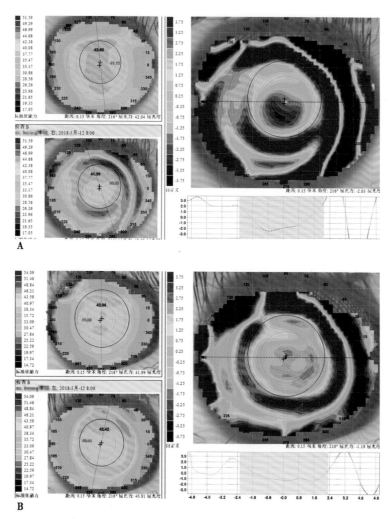

图 2-7-5　连续配戴 1 个月右眼（A）和左眼（B）切向差异图

【讨论】

1. 角膜塑形通常需要 7～10 天（图 2-7-6），1 周至 1 个月之间角膜仍在发生变化（尤其是反转区对应的角膜曲率持续变陡），对少数患者来说这个过程还需要更久 [1]。该患者第 1 个月内未规律配戴镜片，导致右眼塑形力仅 -1.25D，无法达到良好的裸眼视力。但在同样的时间内，由于左眼近视度数低，很快达到理想视力，让患者产生错觉认为右眼镜片参数不合适，因此更加没有配戴的动力。在连续配戴 1 个月后，右眼塑形力达到 -3.00D，裸眼视力 1.0，无眩光、重影等不适主诉，结合地形图和荧光配适可知镜片矢高偏高，但在可以接受范围。

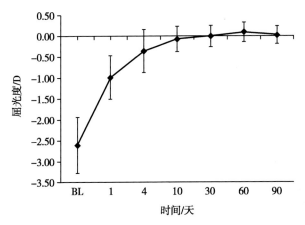

图 2-7-6 屈光度随配戴 OK 镜的时间变化，平均在 10 天左右达到相对稳定

2. CRT 镜片的 Jessen 因子为 0.50～1.25。什么是 Jessen 因子呢？比如患者平 K 值为 42.00D，近视屈光度为 -3.00D，镜片 Jessen 因子为 0.50，那么设计的 OK 镜基弧曲率半径所对应的屈光力值不是 42.00-3.00=39.00D，而是 42.00-3.00-0.50=38.50D，这样可以使屈光度产生一定程度的过矫，抵御一天中的屈光回退，George Jessen 的这个发现是塑形理论的基石。但有一些患者习惯戴镜后继续近距离作业（比

如阅读），这时过矫的镜片就会造成视近障碍，因此镜片会设计成 +0.50D 的光度，抵消 Jessen 因子造成的过矫。在给该患者定制参数时没有考虑到其调节滞后的问题，按照等效球镜定制了基弧的曲率半径，也没有改变镜片光度，导致片上验光为 +1.00D，对有明显调节滞后的近视患者是不能接受的。但患者的主诉仅为戴镜状态下视近困难，摘镜后远、近视力均很理想，因此在更换镜片参数时未改变镜片后表面光学区曲率半径，只把镜片光度（power）改为 +1.00D，使片上验光恢复至 +0.50D，解决戴镜视近问题。

【结论】

1. 角膜塑形的周期平均为 7～10 天，近视度数越低达到目标降幅越快；

2. 定制镜片的目标降幅时，应充分考虑患者调节状态，对近视度数低、调节能力欠佳的患者切勿过矫。

【参考文献】

1. ALHARBI A，SWARBRICK H. The effects of overnight orthokeratology lens wear on corneal thickness. Invest Ophthalmol Vis Sci，2003，44: 2518-2523.

案例八　真假中央岛

【摘要】

一位 11 岁女孩，因控制近视需要验配 CRT 镜片。试戴后发现角膜地形图的中央出现岛状改变，根据差异图中的具体数值作出正确判断后，调整了镜片矢高，最终完成理想配适。这个案例提示我们：①判断中央岛不能只看一张配戴后的切向图，要看差异图上的数值是否符合中央岛的临床定义；②真中央岛的原因和镜片矢高过高有关，需要及时调整镜片矢高解决问题，但假中央岛有时会随配戴时间消失，有时和角膜上皮损伤有关，需要加以鉴别并对症处理。

【案例汇报】

在 OK 镜验配中，真中央岛往往和镜片矢高过高有关，会导致裸眼视力和最佳矫正视力严重下降。本案例汇报一例在试戴后发现角膜地形图的中央出现岛状改变,根据差异图中的具体数值判断右眼为假中央岛,左眼为真中央岛,结合镜片静态配适评估判断是由于 LZA 过大导致镜片矢高偏高,最终调整镜片参数完成理想配适。

患者女性,11 岁,因控制近视需要验配 OK 镜。无配戴角膜接触镜史。表 2-8-1 为患者基础眼参数与 CRT 镜片卡尺提示参数。

表 2-8-1 患者基础眼参数与 CRT 镜片卡尺提示参数

眼别	右眼	左眼
屈光度	−3.25DS/−1.00DC×5=1.2	−2.50DS/−1.25DC×175=1.2
HVID	11.5mm	11.5mm
FK/SK	43.50D/46.00D	43.25D/46.00D
e 值	0.76/0.63	0.85/0.72
CRT 镜片卡尺提示参数	86-550-33(按照等效球镜)	86-550-33(按照等效球镜)

HVID:水平可见虹膜直径;FK/SK:角膜平坦曲率/角膜陡峭曲率。

【验配过程】

1. 角膜地形图解读 双眼角膜屈光力分布呈上下对称,但因为 κ 角导致鼻、颞侧不对称。双眼角膜散光为 2.50D,宽度中等,高度图提示 8mm 弦长角膜最大高度差双眼分别为 80μm 和 79μm(图 2-8-1)。

2. 选片思路

(1)镜片直径:HVID≤11.7mm,首选的 CRT 镜片直径为 10.5mm;

(2)是否环曲设计:双眼试戴环曲量为 75μm 的 CRT 双矢高镜片;

(3)是否调整 LZA:水平 e 值大于 0.65,首选参数尺的 LZA-1。

3. 试戴

OD:88-550/625-32-10.5;

OS:88-550/625-32-10.5。

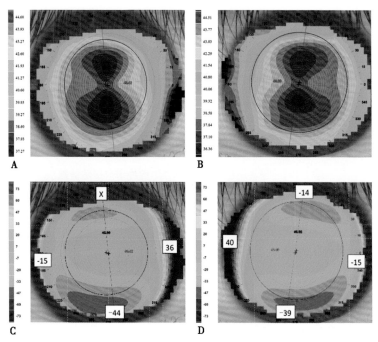

A　　　　　　　　　　　　　　B

C　　　　　　　　　　　　　　D

图 2-8-1　右眼轴向图（A）和高度图（C），左眼轴向图（B）和高度图（D）

　　4. 试戴结果解读　双眼镜片直径适中，镜片中心定位良好，双眼活动度 0.5mm，双眼边翘偏窄，左眼更甚，荧光进入镜下缓慢，静态下定位区泪液封闭，瞬目过程中无泪液逃逸（图 2-8-2A、B）。试戴 1h 差异图显示镜片中心定位，反转区封闭，光学区正中形成"中央岛"（图 2-8-2C、D），结合镜片边翘窄、活动小，判断 LZA 太大引起的矢高过高，故订片：OU 87-550/625-31-10.5。

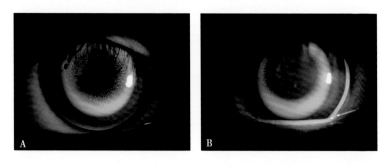

A　　　　　　　　　　　　　　B

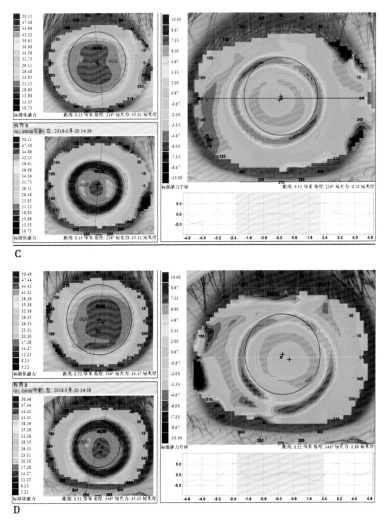

图 2-8-2　右眼（A）和左眼（B）试戴镜片静态配适图；右眼（C）和左眼（D）
试戴 1h 后切向差异图

5. 取镜　双眼镜片中心定位，直径适中，活动良好，边翘适中（图 2-8-3A、B）。过夜配戴 1 天切向差异图示双眼镜片中心定位，反转区封闭，光学区内塑形力均匀（图 2-8-3C、D）。

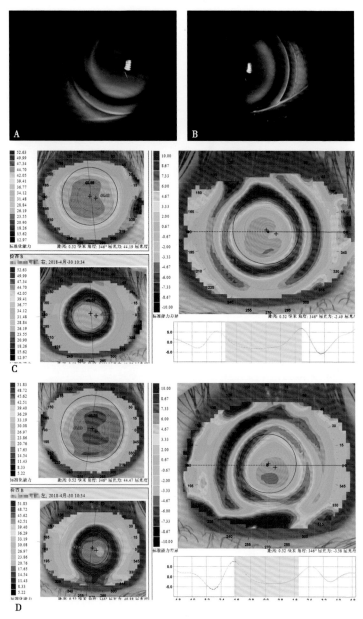

图 2-8-3　右眼（A）和左眼（B）取镜时镜片静态配适图（关注边翘），及右眼（C）和左眼（D）过夜配戴 1 天切向差异图

6. 双眼戴镜2周复查　双眼视力1.2，切向差异图示双眼镜片中心定位，反转区封闭，光学区内塑形力均匀，无"中央岛"（图2-8-4）。

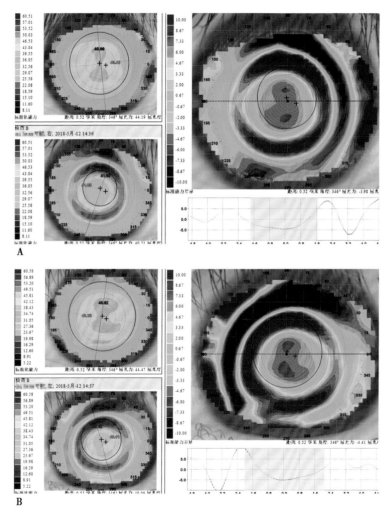

图2-8-4　戴镜2周右眼（A）和左眼（B）切向差异图

【讨论】

1. 角膜塑形后的中央岛定义　为近视塑形后的角膜在治

疗区中央比塑形前更陡，在差异图上表现为岛状区域，数值上大于 0D（屈光力变大 / 曲率半径变小），大于 0.5D 有临床意义，提示镜片矢高过高。本案例最初试戴 1h 后的切向图虽然显示为中央岛状改变（图 2-8-5 黄色箭头），但差异图上这个"岛"的数值接近 0（图 2-8-5 红色箭头），并未达到有临床意义的 0.5D，因此为假中央岛。随配戴时间延长，假中央岛有一定消失概率，而真中央岛则不会，比如本案例左眼试戴时的状态——中央岛的数值接近 1.0D（图 2-8-6 红色箭头），提示有临床意义。此时必须对镜片参数做出调整，否则中央岛不会自动消失，将严重影响裸眼视力和最佳矫正视力。结合静态和动态配适状态可知，本案例试戴片的矢高过高是由于角膜 e 值高、定位区未充分放平导致；LZA 从 32 调整至 31 后，镜片边翘理想，矢高降低，中央岛很快消失。

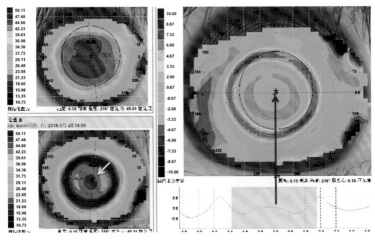

图 2-8-5　切向差异图示假中央岛

　　2. 中央岛在很多时候是由于镜片直径过大引起，其次是因为定位区太紧、边翘太窄，或者环曲量过高引起。这些情况都会导致镜片矢高过高，仔细分析静态与动态配适便能找到原因，使用眼前节裂隙灯照相系统进行视频记录，试戴后结合地

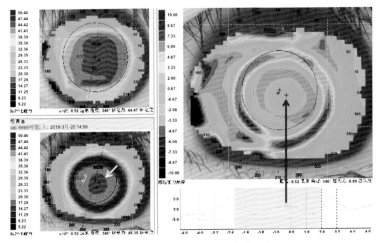

图2-8-6 切向差异图示真中央岛

形图反复比对分析是最推荐的方法。镜片矢高过高的另一个顾虑是角膜中央的上皮是否健康，由于镜片直径过大或边翘过窄导致镜下泪液交换不畅，角膜中央上皮在数分钟至数十分钟内就会出现簇状的Ⅱ度上皮点染，导致地形图检查时 Placido 环扭曲，此时地形图中央也可能表现为岛状（图2-8-7）。请注意此时显示的曲率值完全不可信，这个"岛"也没有任何临床意义，需要等角膜恢复后调整参数重新进行试戴评估。

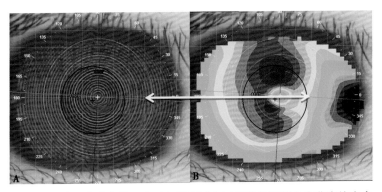

图2-8-7 由于上皮点染、Placido 环扭曲（A）导致地形图中央曲率值完全不可信（B）

【结论】

1. 判断中央岛不能只看配戴后的一张切向图，要看差异图上的数值是否符合中央岛的临床定义，视轴区角膜曲率在塑形后比塑形前变得更陡，才符合中央岛的定义。

2. 真中央岛的原因和镜片矢高过高有关，需要及时调整镜片矢高解决问题，但假中央岛有时会随配戴时间消失，有时和角膜上皮损伤有关，需要加以鉴别并对症处理。

案例九　缘何塑形力不足？

【摘要】

一位11岁女孩，就诊时已双眼配戴CRT镜片近2年，主诉右眼白天裸眼视力欠佳，左眼视力尚可。复查时右眼角膜地形图显示治疗区尚居中，但塑形力不足；左眼角膜地形图显示治疗区略上偏，但塑形力充足。结合镜片的动态与静态配适，提示需要增加直径与环曲量以使镜片矢高达到理想水平，最终同时解决了患者视力不佳与镜片偏心的问题。这个案例提示我们：① CRT镜片矢高不足的表现可为镜片偏心和/或塑形力不足；②要结合镜片配适与地形图表现，分析造成镜片矢高不足的原因，对症下药，切勿盲目修改镜片参数。

【案例汇报】

之前的案例五汇报过一例配戴球面VST设计OK镜后偏心，停戴之后重新配适CRT双矢高镜片同时提高视力和矫正偏心。本案例汇报一例已在配戴CRT双矢高镜片的患者，因为塑形力不足和镜片偏心，在到期更换镜片时再次选择了CRT双矢高镜片，但同时调整了环曲量和镜片直径，达到更理想的塑形效果。

患者女性，11岁，配戴CRT双矢高镜片近2年，主诉右眼白天裸眼视力欠佳，左眼视力尚可，现因镜片到期需要更换镜片。下方的图表显示患者的验配前与复查时的参数、角膜地形图（表2-9-1、表2-9-2、图2-9-1、图2-9-2）。

表 2-9-1　初次验配角膜塑形镜前眼球参数，日期为 2017 年 10 月

眼别	右眼	左眼
屈光度	−3.75DS/−1.00DC×5=1.0	−4.00DS/−1.25DC×175=1.0
HVID	11.9mm	11.9mm
e 值	0.72/0.58	0.75/0.61
FK/SK	44.25D/46.00D	44.00D/46.00D
眼轴长度	24.78mm	24.90mm
初配镜片参数	87-550/600-32/33-10.5	88-550/600-33/34-10.5

HVID：水平可见虹膜直径；FK/SK：角膜平坦曲率 / 角膜陡峭曲率。

表 2-9-2　本次复查时的参数，日期为 2019 年 6 月

眼别	右眼	左眼
裸眼视力	0.6	1.0
眼轴长度 /mm	25.17	25.09

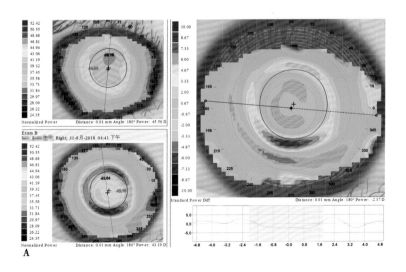

A

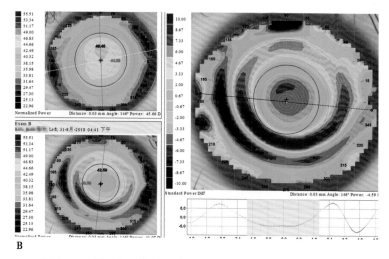

图 2-9-1 配戴初始镜片时的切向差异图（A 为右眼，B 为左眼）

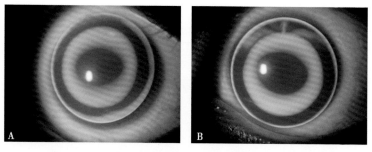

图 2-9-2 双眼初始镜片静态配适（A 为右眼，B 为左眼）

【诊断思路】

1. 角膜地形图解读 右眼角膜地形图显示治疗区居中，治疗区内塑形力尚均匀，但视轴区的塑形力不足 3.0D（见图 2-9-1A）；左眼角膜地形图显示治疗区略上偏，但视轴区塑形力高于 4.0D（见图 2-9-1B）。

2. 镜片配适评估 右眼静态配适呈颞上偏位，直径不足，中央光学区镜片与角膜接触提示矢高偏低，水平边翘理想，垂直边翘在上偏时显示略宽（见图 2-9-2A）；左眼静态配适呈中心定位,直径略不足,中央光学区镜片与角膜接触提示矢高偏低,边翘偏窄(见图2-9-2B)。

3.综合评估　结合角膜地形图和镜片配适评估可知,双眼镜片的矢高均不足,需结合原始地形图资料(图2-9-3、图2-9-4)寻找矢高不足的原因。

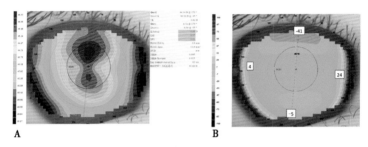

图2-9-3　右眼原始轴向图(A)与高度图(B)

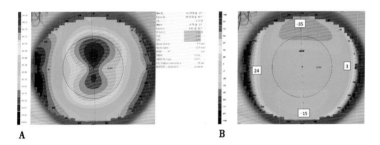

图2-9-4　左眼原始轴向图(A)与高度图(B)

【镜片参数调整思路与过程】

1.角膜地形图解读　双眼角膜鼻、颞侧对称,未见明显κ角。散光带不宽且非常对称,角膜散光右眼为1.82D,左眼为2.10D。高度图显示8mm弦长角膜高度差右眼为65μm(极值),左眼为59μm(极值)。

2.综合评估　双眼角膜地形图8mm弦长角膜高度差(极值)均超过50μm,提示用到75μm高度差设计CRT双矢高镜片的可能。双眼角膜 HVID 为 11.9mm，同时镜片静态配适显示镜片直径偏小，提示用到 11.0mm 直径 CRT 双矢高镜片的可能。增加镜片垂直方向的环曲量和直径都能增加镜片矢高，可以通过试戴不同环曲量的试戴片决定用多少环曲量。

3. 第一次试戴（图 2-9-5）

OD：87-550/600-33-11.0；

OS：88-550/625-33-11.0。

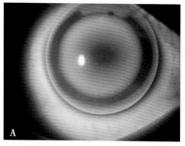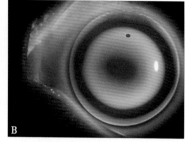

图 2-9-5　右眼试戴镜片静态配适（A）与左眼试戴镜片静态配适（B），双眼均为荧光素滴入 10s 后采集

4. 第二次试戴（图 2-9-6、图 2-9-7）

OD：88-550/625-33-11.0。

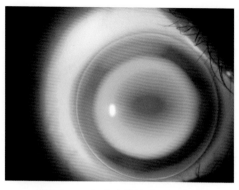

图 2-9-6　右眼试戴镜片静态配适

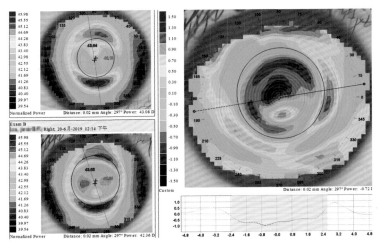

图 2-9-7　右眼第二次试戴 1h 之后与试戴前(未停戴原镜片)的轴向差异图

5. 试戴结果解读

第一次试戴：双眼镜片中心定位，镜片直径理想，右眼光学区矢高理想，下方定位区少量荧光逃逸，边翘适中；左眼静态配适理想。

第二次试戴：右眼镜片中心定位，镜片直径理想，下方定位区无荧光逃逸，总体静态配适理想。试戴 1h 之后与试戴前的轴向差异图显示离焦环封闭更加完整，视轴区塑形力有 0.72D 的增强。

6. 综合评估　静态配适提示双眼均需要 75μm 高度差、11.0mm 直径的 CRT 双矢高镜片。试戴后的地形图显示试戴片的塑形力较之前镜片明显更强，证实镜片参数选择的思路是正确的。

7. 订片　OD 88-550/625-33/34-11.0，OS 88-550/625-33/34-11.0。

8. 新镜片配戴 1 年的切向差异图(图 2-9-8)显示双眼镜片居中定位，离焦环封闭完整，光学区内塑形力均匀，视轴区塑形力均超过 4.0D。双眼视力 1.0。

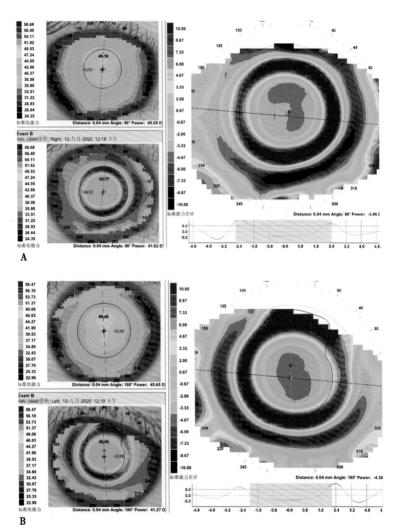

图 2-9-8　右眼戴镜 1 年的切向差异图（A）与左眼戴镜 1 年的切向差异图（B）

【讨论】

1. 塑形原理　角膜塑形的原理不是靠镜片与角膜顶点接触所带来的压力，而是依赖镜片的各个弧段与角膜充分贴合、封闭镜片下泪液后带来的流体静水压力（hydraulic force）。形成足够流体静水压力的前提是镜片与角膜的接触点位于中周部（一般为定位区中间至外三分之一，图 2-9-9）。本案例中患者配戴初始镜片的静态配适显示中央基弧区全黑、基弧区与反转区的过渡锐利，提示角膜顶点处镜片下泪液厚度为 0，镜片与角膜顶点接触，角膜顶点成为镜片的承重点（图 2-9-10），即所谓的矢高不足。结合地形图上显示塑形力不足与上偏，均支持镜片矢高不足的判断。通过验配前资料、镜片荧光配适、角膜地形图三者结合，找到了镜片矢高不足的原因：环曲量不足与直径不足，最终对症下药，理想解决问题。

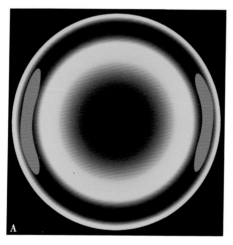

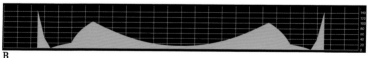

图 2-9-9　角膜塑形镜配适荧光染色示意图（A）与镜片下泪液厚度示意图（B）

　　　　显示镜片中央与角膜顶点未接触，中周部为接触承重点。

　　2. 差异图使用　角膜塑形镜配戴后判断塑形效果最常用的为差异图（图 2-9-11），从切向差异图中可以依次获取三条重要信息——镜片定位、离焦环封闭和塑形均匀度。图 2-9-11 中

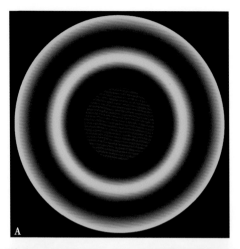

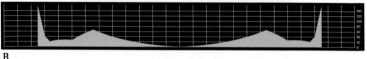

图 2-9-10　角膜塑形镜配适荧光染色示意图（A）与镜片下泪液厚度示意图（B）

显示镜片中央与角膜顶点接触，角膜顶点为接触承重点。

黑色环代表瞳孔，它和红色的离焦环呈现很好的同心圆关系，提示镜片中心定位良好。同时，离焦环呈现完好的封闭，这是光学区塑形力的保证。从橙色虚线椭圆区域可以看到光学区的屈光力分布，此图中光学区的屈光力分布均匀、曲线平滑，没有明显起伏或中央岛的表现，这是良好视觉质量的保证。红色虚线椭圆区域显示的是指定部位的塑形力（即塑形前后的角膜屈光力差值，此图中显示的值对应角膜顶点）。判断塑形力也可以使用轴向差异图（见图 2-9-7），但由于两者算法不同，显示值也略有区别。

如果镜片偏位、离焦环不封闭、光学区塑形力不均匀这几种表现同时存在，高度提示镜片矢高不足，此时需要结合原始资料和镜片荧光配适判断镜片矢高不足的具体原因，从而对症下药。

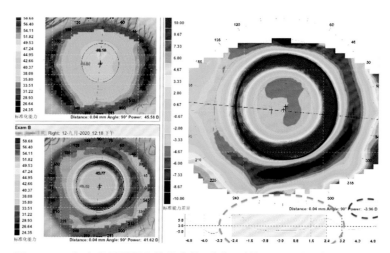

图 2-9-11　切向差异图显示镜片定位、离焦环封闭、塑形力均匀度以及塑形力

3. 差异图妙用　差异图不仅可以用于塑形前和塑形后的对比，还可以用于两次塑形后地形图的对比。本案例中初始镜片的塑形力不足，在不停戴镜片的情况下如何判断新镜片比原来的塑形力更强？在配戴试戴片 1h 进行模拟睡眠后立即采集地形图，与试戴之前的地形图作对比，发现视轴区的塑形力增强 0.72D，光学区内整体显示继续变平的趋势，离焦环也较之前更加封闭、明显（见图 2-9-7），这些都提示新镜片的矢高更合适、塑形力更强，结合镜片静态配适，可以确定新的参数能带来更好的塑形效果，省去了停戴镜片 1 个月后重新配镜的烦琐。

4. 注意色阶　角膜地形图上的色彩称为伪色彩，用以直观体现角膜屈光力数值的高低。用色彩代替数值判断塑形效果，大大节省了分析数据的时间，但前提是验配者必须清楚色彩背后的含义，即色彩所包含的屈光力跨度与梯度（色阶）。图 2-9-12A 是针对图 2-9-7 的系统默认设置的色阶展现（蓝色虚线表示），由于默认的屈光力跨度过大（+10D～−10D，红色虚线表示），导致微小的 0.72D 在差异图上毫不起眼，显示的屈光力分布曲线近乎一条直线（橙色虚线表示），无法展现屈光力分布的细节。图 2-9-12B 是在图 2-9-12A 的基础上将屈光力跨度人为修改为（-1.50D～+1.50D），这样一来，在本来变化就不大的差异图中，几乎每一种颜色都能代表某一个屈光力，就能展现出更多光学区内的屈光力分布细节。图 2-9-12C 是在图 2-9-12A 的基础上将屈光力跨度人为修改为（-0.50D～+0.50D），由于屈光力跨

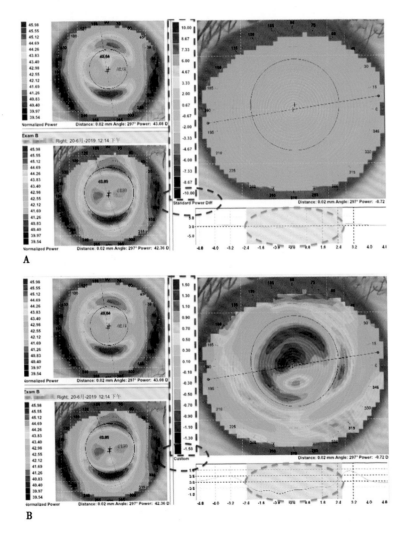

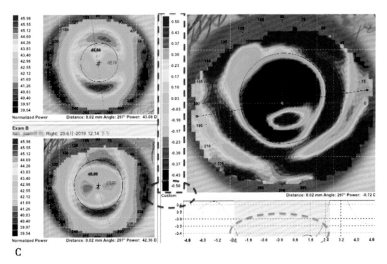

图 2-9-12 屈光力跨度过大（A）、理想（B）和过小（C）的差异图

度过小，使角膜上很多区域的屈光力超出了设置范围（包括光学区），因此也牺牲了很多细节。建议将差异图上的屈光力跨度设置为角膜顶点屈光力变化的 2 倍——比如该案例中角膜顶点屈光力变化为 0.72D，则屈光力跨度建议设置为（+1.50D～－1.50D），这样可以更丰富、更全面地展现差异图中的屈光力分布细节。

5. 生理性眼轴增长 儿童在 12 周岁之前眼轴随年龄不断增长，却不一定伴有屈光度的显著变化，是因为眼球的其他光学结构比如晶状体厚度也在变化，这种变化和眼轴增长在光学上相匹配，因而代偿了那一部分由于眼轴增长本应造成的屈光力变化，这一部分眼轴增长我们称之为生理性眼轴增长。生理性眼轴增长速率随年龄增长而下降，在 6～8 岁时约为 0.30mm/年，8～12 岁时为 0.10～0.12mm/ 年 [1]。13 岁以上晶状体厚度近乎停止变化，生理性眼轴增长也随之消失，之后的每一毫米眼轴增长约等于 2.50D 的屈光度变化（作者未发表数据）。我们可以通过结合生理性眼轴增长及眼轴 / 屈光度之间的比值来估算 OK 镜配戴儿童的屈光度变化，公式为"屈光度变化 =（眼

轴增长 – 生理性眼轴增长 × 年限）×（2.50D/mm）"。例如，本案例中的儿童其左眼眼轴长度在接近 2 年之间从 24.90mm 增长到 25.09mm，增长量为 0.19mm。我们代入公式计算：屈光度变化 =（0.19mm-0.10mm×2）×（2.50D/mm），结果接近于 0，即她的左眼没有近视增长。右眼眼轴长度从 24.78mm 增长到 25.17mm，增长量为 0.39mm，则：屈光度变化 =（0.39mm-0.10mm×2）×（2.50D/mm），结果约为 0.50D，即她的右眼在配戴OK 镜的近 2 年中实际近视度数增长约为 0.50D。结合初次戴镜与复查时的片上验光，可以比较准确地得出患者的近视度数进展，从而在不停戴 OK 镜的情况下更换镜片。

【结论】

1. CRT 镜片矢高不足的表现可为镜片偏心和 / 或塑形力不足，要结合镜片配适与地形图表现，分析造成镜片矢高不足的原因，对症下药。

2. 差异图不仅可以用于塑形前后的地形图对比，分析塑形量、镜片中心定位与离焦环完整性，还可以用于两次塑形后的地形图对比。

3. 儿童青少年眼球发育中存在生理性眼轴增长，用眼轴增长量估算屈光度变化时需要考虑生理性眼轴增长，可以结合公式快速估算。

【参考文献】

1. TANG T，YU Z，XU Q，et al. A machine learning-based algorithm used to estimate the physiological elongation of ocular axial length in myopic children. Eye Vis（Lond），2020，7.doi.org/10.1186/s40662-40020- 00214-40662.

案例十　CRT 角膜塑形镜到期换片的特点

【摘要】

一位 13 岁女孩，就诊时已双眼配戴 CRT 镜片近 3 年，主诉白天裸眼视力欠佳。复查时发现眼轴长度有明显增长，原来的CRT 镜片已无法全矫患者的屈光不正。在不停戴现有镜片的情况下，我们根据患者的眼轴增长推算她的屈光度变化，再重新拉动参数尺选择镜片参数进行试戴。随着目标屈光度增加，镜片基弧变平坦，参数尺提示需要更深的 RZD 进行矢高匹配。最终我们通过修改镜片的参数，达到期望的矫正效果。这个案例提示我们：不同于大多数 VST 镜片设计，CRT 镜片的基弧区、反转区、定位区三区相对独立，当镜片基弧变平、中央矢高变低的时候，需要考虑是否增加 RZD 来补偿中央矢高的降低，使镜片的总体有效矢高重新和角膜匹配。

【案例汇报】

随着 CRT 验配的案例逐渐增多，换片的需求也在 1 至 2 年后接踵而至。CRT 换片有什么注意事项？是否和 VST 镜片一样修改一下目标屈光度即可？本案例汇报一例已在配戴 CRT 镜片的患者，到期更换镜片时发现视力下降，同时眼轴有明显增长。在验配新的镜片时，我们同时调整了基弧区与反转区的矢高，使镜片的塑形力增强的同时维持矢高的稳定。

患者女性，13 岁，配戴 CRT 镜片 3 年，主诉白天裸眼视力欠佳，现因镜片到期需要更换镜片。由于双眼参数接近，本案例仅汇报右眼。下方为患者初始与复查时的眼球参数（表 2-10-1）、镜片参数（表 2-10-2）与角膜地形图（图 2-10-1）。

表 2-10-1 初次验配 OK 镜前原始参数，日期为 2017 年 10 月

眼别	右眼
屈光度	−1.50DS/−0.50DC×170=1.0
HVID	12.2mm
e 值	0.57/0.60
FK/SK	43.25D/44.25D
眼轴长度	23.78mm
初配镜片参数	83-525-34-11.0
初配镜片片上验光	+0.50D

HVID：水平可见虹膜直径；FK/SK：角膜平坦曲率 / 角膜陡峭曲率。

表 2-10-2　本次复查时的参数，日期为 2020 年 7 月

眼别	右眼
裸眼视力	0.5
眼轴长度 /mm	24.63
初配镜片片上验光 /D	−0.75

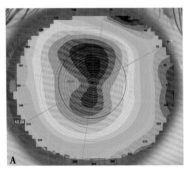 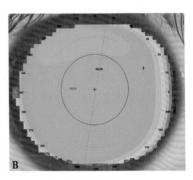

图 2-10-1　右眼原始轴向图（A）与高度图（B）

【诊断思路】

1. 角膜地形图解读　右眼原始角膜地形图总体均匀对称，散光带居中，高度差不明显（见图 2-10-1），适合 CRT 球面镜片设计。切向差异图显示镜片定位居中，离焦环封闭，光学区内塑形力尚均匀，视轴区塑形力为 1.49D，与初次验配时的目标降幅一致（见图 2-10-2）。

2. 镜片配适评估　右眼静态配适呈中心定位，镜片直径理想，中央矢高理想，定位区 360° 着陆，边翘偏窄但在可接受范围之内（见图 2-10-3）。

3. 视力欠佳原因　患者配戴 OK 镜 3 年累积眼轴增长量为 24.63−23.78=0.85mm，根据案例九中的公式可知：患者的屈光度变化 =（0.85mm−0.10mm×3）×（2.50D/mm），结果约为 1.38D，与片上验光的差别（初戴 − 复查 =1.25D）非常接近。结合初始资料判断，估算患者当前的屈光度约为 −2.75D，因此原镜片的降幅 −1.50D 远远不够，这是造成视力欠佳的主要原因。

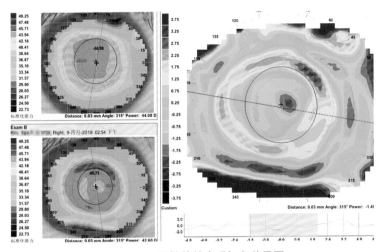

图 2-10-2 原镜片的右眼切向差异图

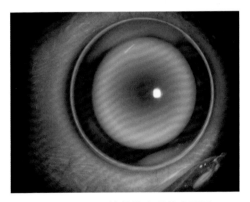

图 2-10-3 原镜片的右眼静态配适

4. 参数调整思路 OK 镜 BC 的曲率半径每平坦 0.1mm，会增加 0.50D 目标降幅，并使镜片矢高降低约 7μm。该患者近视度数增长 −1.25D～−1.50D 意味着镜片 BC 的曲率半径需变平坦 0.3mm，从 8.30mm 到 8.60mm，同时镜片矢高降低约 21μm。根据原始 FK 和当下的屈光度拉动参数尺，推荐参数为 86-525-33。

5. 第一次试戴（图2-10-4）　OD: 86-525-33。

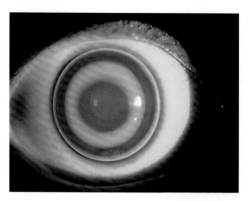

图 2-10-4　右眼第一次试戴镜片静态配适

6. 第二次试戴（图2-10-5）　OD: 86-550-33。

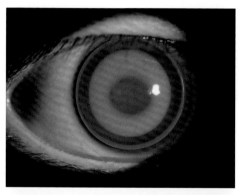

图 2-10-5　右眼第二次试戴镜片静态配适

7. 试戴结果解读　第一次试戴静态配适镜片略偏下，镜片中央与角膜顶点接触，基弧无荧光区直径约 5mm，基弧区与反转区边缘锐利，提示镜片矢高偏低（见图 2-10-4）；第二次试戴镜片中央与角膜顶点有 20μm 以内的泪液间隙，基弧无荧光区，直径约 3mm，基弧区与反转区边缘毛糙，提示镜片矢高理想（见图 2-10-5）。考虑到 RZD 为 550μm 时镜片矢高更理想，订片参数为：86-550-34-11.0。

8．取片　OD: 86-550-34-11.0。

9．新镜片评估　动态配适活动度良好，无荧光逃逸；静态配适略下偏，直径理想，基弧区矢高理想，定位区着陆良好，边翘适中（图2-10-6）。

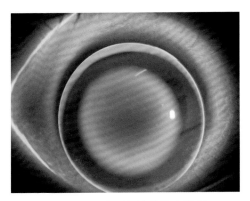

图2-10-6　右眼新镜片静态配适

10．新镜片配戴2个月复查地形图显示居中定位，离焦环完整，光学区塑形力均匀（图2-10-7），视轴区塑形力为2.31D（轴向差异图为2.49D），视力1.0。

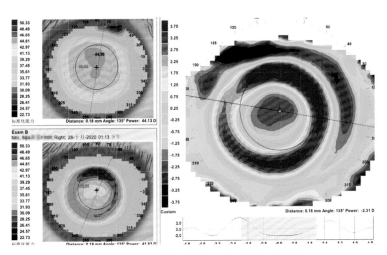

图2-10-7　右眼戴新镜片2个月切向差异图

【讨论】

1. OK 镜基弧的曲率半径每变平坦 0.1mm，镜片的目标降幅会增加 0.50D，同时镜片矢高会降低约 7μm。本案例中新镜片较原镜片的基弧曲率半径需变平坦 0.3mm，如果不改变反转弧参数，镜片矢高将会降低约 21μm。这对于验配 VST 镜片来说不是问题，因为绝大多数 VST 镜片的反转弧深度会和基弧的曲率半径联动——假如基弧变平则反转弧变陡，反之亦然——这样做的目的是维持镜片的有效矢高不变（图 2-10-8）。如果用降幅为 -3.00D 的 VST 试戴片进行试戴后认为配适理想，但患者的屈光度为 -6.00D 或 -1.00D，我们在订片时可以直接将目标降幅更改为 -6.00D 或 -1.00D，而不用自己去调整反转弧深度去补偿镜片的有效矢高，因为 VST 镜片会自动计算。

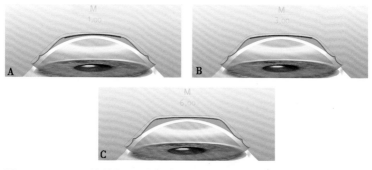

图 2-10-8　VST 镜片（DRL）在基弧曲率半径变化的同时，反转弧深度会自动调整（A、B、C 的降幅分别为 -1.00D、-3.00D 和 -6.00D）

2. CRT 镜片在选择参数时基弧、反转弧、定位区相对独立，在较大幅度地调整基弧曲率半径时，需要同时考虑到镜片矢高的变化，主动调整 RZD 去补偿基弧的矢高变化（图 2-10-9）。本案例调整镜片参数时 BC 矢高降低 21μm，很可能触发 RZD 的变化来补偿 BC 的矢高变化，但最终是否要作出 RZD 调整，需要结合试戴情况判断。虽然参数尺提示 RZD 仍用 525μm，但患者在配戴 RZD 为 525μm 试戴片时角膜顶点的泪液间隙明显不足（见图 2-10-4），RZD 为 550μm 的试戴片矢高更加理想（见图 2-10-5），最终决定以 RZD 550μm 订片。从目前累积的 CRT 验配经验来看，CRT 在到期换片时因为近视度数增长、基弧变平坦伴随的 RZD 为维持原数值不变或增加 25μm，具体需结合参数尺和试戴结果。

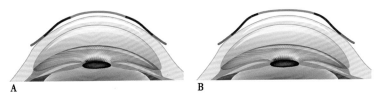

图 2-10-9　CRT 镜片在降幅较低时，BC 相对较陡，RZD 较小（黑色线段 A）；当降幅显著增加时，BC 显著变平，此时需要相应地增加 RZD（黑色线段 B），使镜片有效矢高保持基本不变

3. 片上验光的应用　片上验光不仅可以用于初配镜片时确认降幅，更重要的应用是用于判断到期换片时的屈光度变化。在取镜当天一定要记录新镜片的片上验光（电脑验光即可），用于之后进行对比。本案例中原镜片取镜当天（2017 年 10 月）的片上验光为 +0.50D，换片当天（2020 年 10 月）的片上验光为 -0.75D，由此判断 3 年之间的屈光度变化为 -1.25D，和基于眼轴增长判断的屈光度变化相符，两者相互印证。如果两者相差甚远，建议停戴 OK 镜 1 个月再进行验配。

4. OK 镜换片额外注意事项　在长期配戴 OK 镜的患者中，会有约三分之一的配戴者出现 FK 变平、角膜散光增加，同时伴有验光的散光增加（图 2-10-10）[1]。对于一些初期配戴镜片居中良好、后期偏位的患者，尤其要考虑角膜形态改变的可能，必要时充分停戴 1～3 个月再进行验光和角膜地形图检查。具体做法为先停戴 1 个月，如果角膜曲率和原始地形图相比还有 0.50D 以上的差距，就继续停戴 1 个月再复查，如此往复，直到已停戴 3 个月以上，如果此时角膜曲率还未恢复到基线水平，就可以判定角膜形态已发生了永久改变，可将此时的角膜形态作为新的"基线"形态开始塑形。因此，对于第一副镜片可以通过 CRT 球面设计成功塑形的案例，有一定概率在到期换片时会用到 CRT 双矢高设计来应对角膜散光的增加。

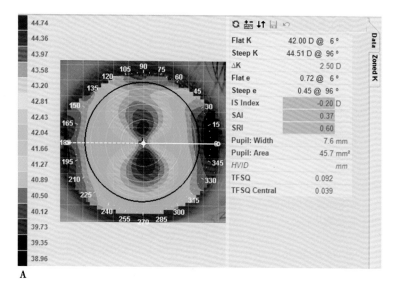

A

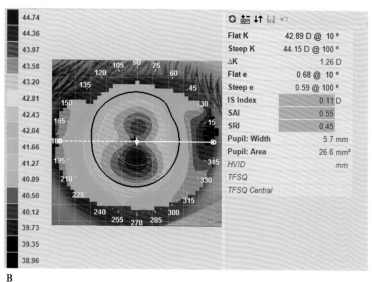

B

图2-10-10 同一患者在配戴OK镜3年后角膜散光变化情况

图示该患者在配戴OK镜3年后（A）角膜散光较基线水平（B）明显增加，角膜形态也从中心散光变为边-边散光。

【结论】

1. 不同于大多数 VST 镜片设计，CRT 镜片的基弧区、反转区、定位区三区相对独立，当镜片基弧变平、中央矢高变低的时候，需要考虑是否增加 RZD 来补偿中央矢高的降低，使镜片的总体有效矢高重新和角膜匹配。

2. 儿童青少年的近视度数不稳定，在 CRT 镜片到期换片时往往需要用到更平坦的 BC，因此中央矢高降低，是否需要增加 RZD 来补偿镜片矢高，试戴时判断中央光学区镜片与角膜是否直接接触非常重要。

【参考文献】

1. CHEN Z，ZHOU J，XUE F，et al. Increased corneal toricity after long-term orthokeratology lens wear. Journal of ophthalmology，2018. Article ID 7106028.

缩略语中英文释义

OK 镜：orthokeratology，即角膜塑形镜，是一种反几何设计的硬性透气性角膜接触镜，通过夜间配戴暂时性矫正屈光不正，让配戴者白天拥有清晰的裸眼视力。

CRT：corneal refractive therapy，特指 Paragon CRT®100 镜片。

CRT 双矢高镜片：带有环曲 / 双轴设计的 CRT 镜片，属于 CRT 镜片的一种类型。

VST：vision shaping treatment，泛指基于此专利设计生产的角膜塑形镜，此书特指目前在中国批准注册上市的除外 CRT 的其他角膜塑形镜。

TD：total diameter，镜片总直径。

BC：base curve，基弧。

BOZD：back optic zone diameter，后光学区直径。

BOZR：back optic zone radius，后光学区曲率半径。

RZD：return zone depth，反转区深度。

LZA：landing zone angle，着陆角。

HVID：horizontal visible iris diameter，水平可见虹膜直径。

WTW：white to white，白到白。

FK：flat K，角膜平坦曲率。

SK：steep K，角膜陡峭曲率。

e 值：eccentricity，角膜偏心率。

bull's-eye：靶眼征，示角膜塑形镜良好的居中定位。

48